Q&Aですらすらわかる
体内時計健康法
時間栄養学・時間運動学・時間睡眠学
から解く健康

●著　田原　　優
　　　早稲田大学理工学術院　准教授

　　　柴田　重信
　　　早稲田大学理工学術院　教授

株式会社 杏林書院

まえがき

　体内時計，それは私たちにとって非常に身近な研究テーマであり，かつHot な研究テーマです．海外に行く時に感じる時差ボケ，それに伴う眠気や頭痛．実は，まだ時差ボケの完全な解決方法はありません．体内時計研究者でさえ海外で発表の際に，「今日は時差ボケでちゃんと発表できるか心配です，・・・」なんてジョークを飛ばしながらトークを始める昨今です．ただ，体内時計の分子メカニズムはここ 20 年で劇的に研究が進みました．ブレイクスルーは，「時計遺伝子」の発見からです．どうして細胞が約 24 時間を刻めるのかは，概ね説明ができるようになったのです．

　ちょうど本書が発行された 2017 年，この時計遺伝子発見に対して，体内時計研究にノーベル医学・生理学賞が贈られました．また，体内時計の乱れは多くの疾患と関係していることも明らかになりました．では，体内時計は疾患の治療ターゲットとなりうるのでしょうか？　まず体内時計の乱れとは一体なんなのでしょうか？　そして体内時計はどうやって良い状態に保つのでしょうか？　なかなか気になる質問ではないでしょうか．その一方で，24 時間の生命現象を調べるために独特な研究手法を用いることも多く，なかなか新規参入するには勇気のいる研究分野かもしれません．本書は，哺乳類の体内時計をメインに，体内時計の基礎，さらに臨床応用を目指した最新の基礎研究を紹介することに努めました．これから研究を始める大学生，大学院生，また医療や介護，栄養学，スポーツ科学，睡眠学の研究者，現場の方にも読んで頂けるよう，あまり基礎過ぎて難しくならないように分かりやすく記述しました．また，本書では，気になる問いを Q&A 形式にして読み進められるように構成しています．始めから順番に読み進めるも良し，気になるクエスチョンを見つけて読んでみるのも良いでしょう．

　筆者は，かれこれ 10 年近く，早稲田大学柴田重信教授と共に体内時計研究をしてきました．その中でメインのテーマであった時間栄養学は，今では

新しい研究分野として研究会が発足するほどにまで発展しました．食事が体内時計をリセットするパワーは絶大です．「いつ」「何を」食べたらいいのか，本書からじっくりと時間栄養学の最前線を学んで頂ければと思います．本書を読み終えた頃には，体内時計研究の面白さ，そして私たち人の健康維持における体内時計の重要性を感じることができると思います．そして読者の皆様が，今後のさらなる体内時計研究の発展，または臨床現場への応用拡大に，協力して下さることを願っております．

　最後に，本書の執筆に際し，企画・編集を担当して頂いた杏林書院の佐藤直樹様に，この場を借りて感謝申し上げます．同じ早稲田大学出身の良いチームワークによって本書は完成に至ったと感じております．このような執筆の機会を与えて下さり，ありがとうございました．また，当時学生だった頃より，未熟者であった筆者を研究者としてここまで育てて下さった柴田重信教授に，この場を借りて心より感謝申し上げます．

2017 年 10 月
田原　優

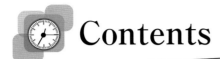

Contents

まえがき ……………………………………………………………… 2
Contents ……………………………………………………………… 4

Question 1	親時計と子時計とは？ ……………………………	6
Question 2	時計遺伝子とは？ …………………………………	10
Question 3	エネルギー代謝を制御する腹時計とは？ …………	14
Question 4	妊婦さんと赤ちゃんの体内時計の関係は？ ………	18
Question 5	時計遺伝子の SNPs と疾患の関係は？ ……………	22
Question 6	体内時計の異常と健康・寿命の関係は？ …………	26
Question 7	時差ぼけ，社会的時差ぼけとは？ …………………	30
Question 8	サルとマウスの時計遺伝子発現プロファイルの違いは？	34
Question 9	ヒトの体内時計の状態を測定する方法とは？ ……	38
Question10	季節性変動リズムとは？ ……………………………	42
Question11	メラトニンは睡眠薬か，それとも体内時計の同調サプリか？	46
Question12	体内時計の同調と朝ごはん・夕ごはんの役割とは？ …	50
Question13	体内時計の同調を起こす朝ごはんの内容とは？ ………	54
Question14	血糖・インスリン反応からみた朝ごはんと夕ごはんの違いはなにか？	58
Question15	体内時計の同調に寄与する機能性食材とは？ ………	62
Question16	カフェインの体内時計や肥満における作用とは？ ……	66
Question17	牛乳は朝飲む派，夜飲む派？ ………………………	70
Question18	交替制勤務へ時間栄養学を応用するには？ ………	74
Question19	朝食欠食派と朝食摂食派の違いはなにか？ ………	78
Question20	腸内細菌と体内時計の関係は？ ……………………	82

Question21	体内時計の同調に対する自発運動と強制運動の違いは？	86
Question22	骨格筋や骨の体内時計とは？	90
Question23	運動パフォーマンスは時間で異なるか？	94
Question24	脂肪燃焼によい運動の時間帯は？	98
Question25	夜遅い運動は体内時計に悪影響？	102
Question26	ストレスが体内時計に及ぼす影響は？	106
Question27	酸化ストレスと体内時計の関係は？	110
Question28	低酸素シグナルと体内時計の関係は？	114
Question29	運動の中枢時計への作用とは？	118
Question30	脳のセロトニン神経リズムと運動の関係は？	122
Question31	体内時計の不調は不眠をもたらすか？	126
Question32	睡眠薬は体内時計に影響を及ぼすか？	130
Question33	体内時計からみたシェスタの意味は？	134
Question34	覚せい剤による体内時計の乱れとは？	138
Question35	アルコールと体内時計の関係は？	142
Question36	認知症における睡眠と時計の乱れは？	146
Question37	オレキシンと体内時計の関連は？	150
Question38	睡眠時無呼吸症候群と体内時計の関係は？	154
Question39	睡眠リズムに影響を与える機能性食品は？	158
Question40	青色光の体内時計，睡眠への作用は？	162
索　引		166
あとがき		174

Que 1 親時計と子時計とは？

Ans

哺乳類の体内時計は，脳内にある親時計と，各臓器などに存在する子時計に分けて考えることができる．マウスやラットにおいて，親時計を外科的に破壊すると，睡眠-覚醒，体温などの日内リズムが消失することから，親時計が全身の体内時計を制御していることがわかっている．子時計は，親時計から時刻情報を受け取り，それぞれの臓器の働き（例えば肝臓におけるエネルギー代謝など）に昼夜差をもたらしている．

親時計をもっと詳しく

親時計（中枢時計とも呼ぶ）は，脳内の視床下部にある視交叉上核（suprachiasmatic nucleus：SCN）と呼ばれる部位に存在する．SCN は，非常に小さな神経核で，マウスでは約 800 μm 四方の中に神経細胞が凝縮されている．また，視神経によるグルタミン酸，PACAP などの神経伝達物質を介して，外界の光情報を網膜より受容する[1]．この情報によって，親時計の時刻（時計遺伝子発現や神経発火の日内リズム）が調節される（時計遺伝子の説明は Que2 参照）．SCN は，腹側と背側の2つの領域にわけることができる．SCN 内には数種類の神経細胞がヘテロなネットワークを構成しており，このユニークな複雑さが親時計として強固な 24 時間のリズム性を作り出していると考えられているが，そのメカニズムはまだ完全にはわかっていない．

子時計をもっと詳しく

子時計（末梢時計とも呼ぶ）は，SCN 以外の脳部位や肝臓，腎臓，脂肪，筋肉など，あらゆる場所に存在する（図1）．子時計の定義は，それらの臓器の細胞内で時計遺伝子の発現に日内変動があることであり，ほぼすべての臓器・細胞がそれに当てはまる．唯一の例外は，幹細胞系であり，iPS 細胞

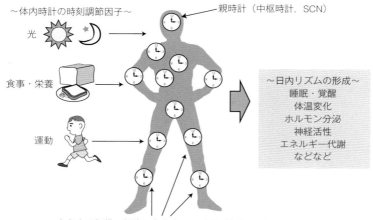

図1 体内時計の概略図①
視床下部に親時計，体のあらゆる組織・細胞に子時計がある．それらの時計は，様々な生理機能に日内リズムをもたらす．光，食・栄養，運動などにより，体内時計は外部から時刻情報を受け取る．

やES細胞において時計遺伝子発現の日内変動は認められず，分化誘導後に日内変動を示すことがわかっている[2]．それぞれの子時計は，例えば肝臓ではエネルギー代謝，糖吸収・糖新生，脂質分解，異物代謝などに日内変動をもたらす．他には，筋肉における筋合成などにも日内変動制御がみられる．親時計以外の脳内でも，例えば海馬における記憶形成や情動機能，嗅球における嗅覚などへも，体内時計制御が報告されている．もちろんそれらの部位でも，時計遺伝子の発現に日内変動がみられる．

親時計から子時計へ

末梢臓器にある子時計は，親時計から主に以下の3つの経路を介して時刻情報を受け取ると考えられている（図2）．1つ目は神経系であり，特に交感神経系であるノルアドレナリンやアドレナリンを介して時刻情報が伝わる[3]．2つ目はホルモンなどの液性因子を介した経路で，特に視床下部−下垂体−副腎系（HPA軸）や視床下部−下垂体−性腺系（HPG軸）などの日内リズムを介する．また，免疫応答として重要なサイトカインも血中で日内リ

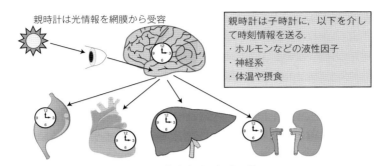

図2 体内時計の概略図②
親時計は網膜−視神経を通じて光情報を受け取る．親時計は様々な経路を使い，子時計に時刻情報を送る．

ズムを示し，臓器間の時刻情報伝達として機能している．3つ目は摂食などの行動を介した経路である．親時計が睡眠−覚醒リズムを制御し，それにより摂食リズムが生まれる．食・栄養は，子時計に直接時刻情報として伝わっていくことがわかっている（**Que12 参照**）[4]．また，活動による体温変化も体内時計の時刻情報となる．

同調とは？

上述の時刻情報の伝達システムを「体内時計の同調」と呼ぶ．また，光や食事など時刻情報となり得る刺激を「同調因子」と呼ぶ[3]．同調因子は，ホルモンなどの内的な同調因子と，光や食事などの外的な同調因子がある．私たちヒトの体内時計は24時間ピッタリに刻むことができず，毎日一定時間のズレが生じることがわかっている．そのズレは，ヒトでは数分から数時間まで個人によって様々である．ある研究結果では，ヒトの体内時計は24.1時間周期であった．同調がうまく行われないと，体内時計は外界との時刻差が生まれ，時差ボケを起こすことになる．慢性的な時差ボケは，体調不良や生活習慣病など様々な疾患発症の原因となることがわかっている．

☕ Coffee Break

20年前までは，体内時計は脳内にしかないと思われていた？！

　体内時計研究の歴史は古く，哺乳類を用いた研究では，主に睡眠-覚醒リズムや体温の日内変動，血中のホルモン変動などを指標に研究が進められてきた．しかし，1997年に哺乳類の時計遺伝子がクローニングされてから，研究手法は一気に変化した[5]．その当時，SCNの神経活性に日内変動があり，さらにげっ歯類のSCN破壊による行動リズムの消失が明らかになっていたことから，SCN内の親時計の存在は明らかであった．しかし，時計遺伝子がクローニングされ，その発現に日内変動が認められた場所は，SCNだけではなかった．時計遺伝子の発現リズムは培養細胞でもみられ，さらに肝臓や肺，心臓などでもみられることがわかり，子時計または末梢時計という概念が生まれた．これにより，図1のような全身に存在する時計のイラストが，体内時計の説明としてよく使われるようになった．

文　献

1) Colwell CS: Linking neural activity and molecular oscillations in the SCN. Nat Rev Neurosci, 12: 553-569, 2011. doi:10.1038/nrn3086
2) Yagita K, Horie K, Koinuma S, et al.: Development of the circadian oscillator during differentiation of mouse embryonic stem cells in vitro. Proc Natl Acad Sci USA, 107: 3846-3851, 2010. doi:10.1073/pnas.0913256107
3) Bass J and Takahashi JS: Circadian integration of metabolism and energetics. Science, 330: 1349-1354, 2010. doi:10.1126/science.1195027
4) Tahara Y and Shibata S: Circadian rhythms of liver physiology and disease: experimental and clinical evidence. Nat Rev Gastroenterol Hepatol, 13: 217-226, 2016. doi:10.1038/nrgastro.2016.8
5) King DP, Zhao Y, Sangoram AM, et al.: Positional cloning of the mouse circadian Clock gene. Cell, 89: 641-653, 1997.

Que 2 時計遺伝子とは？

時計遺伝子とは，体内時計の本質であり，生物が24時間のリズム性を刻むために必要な歯車や針や電池である．哺乳類の時計遺伝子は20-30種類あり，それぞれの遺伝子の欠損は，睡眠-覚醒リズムの乱れや体内時計の長さ（周期）を変えてしまう．時計遺伝子はネガティブ・フィードバックループ機構によって，24時間の遺伝子発現リズムを1細胞レベルで独自に作り出すことができる．

時計遺伝子発見の歴史

1971年，KonopkaとBenzerによって，ENU（突然変異導入試薬）を用いたMutagenesis（変異体を沢山作り出し，目的の異常がみられた個体を探し出す方法）がショウジョウバエを用いて行われ，数種類の時計変異体（睡眠-覚醒リズムの異常を示す個体）が世界で初めて報告された[1]．その後20年以上の時を経て1997年に初めて，マウスの時計遺伝子変異体 *Clock* mutantが，米国のTakahashiらによって発見され，同時に *Clock* 遺伝子のクローニングもなされた[2]．この *Clock* mutantマウスも，ENUによるMutagenesisを用いて，マウスの睡眠-覚醒リズムを指標にみつかっている．ハエはともかく，マウスでの行動スクリーニングという大変時間のかかる実験にもかかわらず，幸運にも *Clock* mutantマウスを発見したTakahashiらに当時世界中が驚いたそうだ．さらに同じ年，他のグループから *Bmal1*，*Period*，*Dbp* などマウスの他の時計遺伝子が次々と報告され，ここから体内時計研究の黄金時代が始まったと言える．当時は，ヒトゲノム解読が進められていた頃であり，それに先立ちcDNAライブラリのシークエンス情報が公開され，時計遺伝子のクローニングは激しい闘いであった．

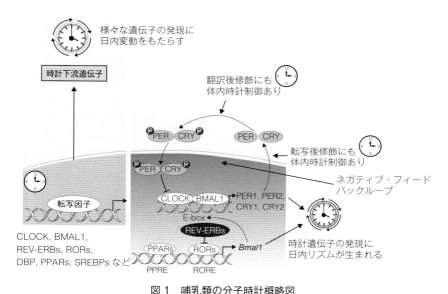

図1 哺乳類の分子時計概略図
Clock, *Bmal1*, *Per*, *Cry*による24時間周期のネガティブ・フィードバックループが分子時計のコアである. *Bmal1*自身の発現制御にも日内リズムがある. さらに多くの転写因子がリズム性を持って転写を制御することで, 時計下流遺伝子に日内リズムが生まれる. (Tahara and Shibata, 2016[6])より引用改変)

哺乳類の時計遺伝子

　時計遺伝子による24時間の振動機構を「分子時計」と呼び, その中核を担うのがネガティブ・フィードバックループである[3]. その役者は, 4種類の時計遺伝子 *Clock*, *Bmal1*, *Per*, *Cry* である (図1). 転写促進因子であるCLOCKとBMAL1が相互作用によりヘテロ2量体となり, *Per* (*Period*; *Per1*, *Per2*, *Per3* がある) や *Cry* (*Cryptochrome*; *Cry1* と *Cry2* がある) のプロモーター領域に存在するE-boxに結合する. それにより *Per* や *Cry* は転写され, その後細胞質でタンパク質となり, いくつかの修飾を受けた後にPER/CRYの2量体として核内に戻ってくる. さらにPER/CRYはCLOCK/BMAL1による転写を止め, 分解経路へ誘導する. 転写の促進作用が減少するので, PER/CRYの量が次第に減っていくと, またCLOCK/BMAL1の転写促進作用が機能し始める. この一連の作業により, *Per/Cry* はその発現に

日内変動が生まれ，このループが一周するのにちょうど24時間くらいの時間がかかる．

また，PERはCK1 (casein kinase 1) によりリン酸化されることで核内に移行することから，CK1の阻害剤は，体内時計の進みを遅らせる，つまり体内時計の周期延長作用があることがわかっている．その他にも *Ror*，*Reberbα* はどちらも発現に日内リズムを持ち，それぞれ *Bmal1* の転写を活性化，または抑制する．また，*Dbp*，*Sirt*，*Nampt*，*Ampk*，*Pgc1* などなど，多くの遺伝子が体内時計の分子メカニズムにかかわっており，それぞれのノックアウトマウスやミュータントマウスは，睡眠－覚醒リズムや他の生理機能の日内リズムに影響を与える．よって，これまでに時計に影響を与える遺伝子，つまり時計遺伝子は20-30個程報告されている．

また，時計に制御された転写因子により，多くの遺伝子の発現に日内変動が生まれる．これらの制御された遺伝子を時計下流遺伝子と呼ぶ．

時計遺伝子による制御機構

体内時計研究において肝臓は，視交叉上核（体内時計の中枢，SCN）と同様よく研究されてきた臓器である．肝臓，SCNにおけるマイクロアレイ解析は2000年代初期に初めて行われ，全遺伝子の約1割に発現の日内リズムが確認された．つまりこれらの遺伝子は，体内時計により制御された「時計下流遺伝子」と考えられる．ただ，SCNと肝臓の両方でリズム性がみられた遺伝子は非常に少なく，組織特異的な時計下流遺伝子の制御が行われていることを示唆していた．その後2014年に，マウスの12種類の臓器でマイクロアレイ解析を行った結果が報告された[4]．その結果，やはり組織特異的に発現リズムを示している遺伝子が多数あり，驚いたことに全遺伝子の約4割が何らかの臓器でリズム性を持っていることがわかった．その中でも肝臓はリズム性を示す遺伝子が最も多く検出された．

☕ Coffee Break

哺乳類以外の時計遺伝子とは？

体内時計は，バクテリアからヒトまで保存された機構であり，地球上で生物が進化の上で獲得してきたシステムである．シアノバクテリアは，体内時計の最も単純なモデル生物としてよく研究が進んでおり，哺乳類とは少し異なる分

Que2 時計遺伝子とは？

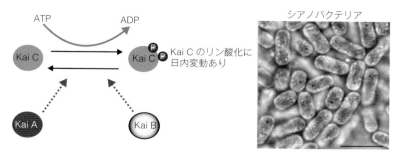

図2　シアノバクテリアの体内時計概略図
KaiA，KaiB，KaiC による分子時計の概略図（左），単細胞性シアノバクテリアの写真（右：ねこのしっぽラボ 塩野正道氏より提供）．

子時計を持つ（図2）．バクテリアでは，KaiA，KaiB，KaiC という3つの時計タンパク質による相互作用で24時間リズムを作り出す．特に，この3つのタンパク質と ATP を試験管内に入れるだけで，kaiC のリン酸化の24時間リズムがみられることがわかり，「体内時計の試験管内再構成」として注目された[5]．その他，植物にも体内時計は存在し，光環境も含めて体内時計研究が農作物の効率的な生産技術開発などへ貢献することが期待されている．

文　献

1) Konopka RJ and Benzer S: Clock mutants of Drosophila melanogaster. Proc Natl Acad Sci USA, 68: 2112-2116, 1971.
2) King DP, Zhao Y, Sangoram AM, et al.: Positional cloning of the mouse circadian Clock gene. Cell, 89: 641-653, 1997.
3) Bass J and Takahashi JS: Circadian integration of metabolism and energetics. Science, 330: 1349-1354, 2010. doi:10.1126/science.1195027
4) Zhang R, Lahens NF, Ballance HI, et al.: A circadian gene expression atlas in mammals: implications for biology and medicine. Proc Natl Acad Sci USA, 111: 16219-16224, 2014. doi:10.1073/pnas.1408886111
5) Nakajima M, Imai K, Ito H, et al.: Reconstitution of circadian oscillation of cyanobacterial KaiC phosphorylation in vitro. Science, 308: 414-415, 2005. doi:10.1126/science.1108451
6) Tahara Y and Shibata S: Circadian rhythms of liver physiology and disease: experimental and clinical evidence. Nat Rev Gastroenterol Hepatol, 13: 217-226, 2016. doi: 10.1038/nrgastro.2016.8

Q_{ue} 3 エネルギー代謝を制御する腹時計とは？

Ans

> **食**物の消化・吸収・代謝・排泄は，末梢臓器の体内時計によって制御を受けている．それは，胃，小腸，大腸，肝臓，脂肪，筋肉，腎臓などにおける時計遺伝子が，それぞれの臓器のもつ働きに日内リズムをもたらしているからである．

消化・吸収

　胃腸運動に日内変動が存在することは，古くから知られている．大腸の運動はヒトでは特に昼間の活動期に活発になり，一方でマウスでも活動期に排便数，糞便量の増加がみられる．活動期に取り出したマウスの大腸は，非活動期に取り出した大腸に比べ，アセチルコリンに対する応答が高まり大きく収縮する．この日内リズムは，時計遺伝子 *Per1, 2* のダブルノックアウトマウスでは消失したことから，体内時計の制御下にあることがわかっている[1]．消化管の上皮細胞における細胞分裂には，顕著な日内リズムがみられることが知られている（図1）．大腸上皮細胞は3〜4日おきに新しい細胞に入れ替わるが，マウスでは休息期である明期に高い細胞分裂を示すことが報告されている．時計遺伝子 *Clock* の変異マウス，または食餌リズムを消失させたマウスにおいて，この細胞分裂の日内リズムは消失する[2]．よって，消化管における日内リズムは，体内時計とともに，食餌リズムそのものの制御も受けている．

　消化管における栄養素・薬物などのトランスポーターの発現量にも，日内変動が存在し，概日時計に制御されている[3]．例えば，タンパク質（ペプチド，アミノ酸）のトランスポーターである *Pept1*，糖のトランスポーターである *Glut2, Glut5, Sglt1* には，マウスにおいて顕著なリズム性がみられる．また，薬物トランスポーターである ATP-binding cassette（ABC）superfamily にも

14

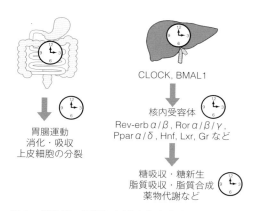

図1 消化管，肝臓における体内時計制御の概略図
消化管では，胃腸運動，消化・吸収，腸管上皮細胞の分裂などに日内変動がみられる．肝臓では，時計遺伝子制御下にある核内受容体により，糖・脂質・薬物代謝などに日内リズムが生まれる．

顕著な発現リズムがみられ，特に *Mdr1*，*Mdr3*，*Mrp1-3* などは，時計の出力転写因子である HLF と E4BP4 の制御を受けていることがわかっている．これらのトランスポーターは，絶食中にも概日変動を示す．

糖代謝

Clock 変異マウスは通常食飼育下で肥満を呈し，血中コレステロール値，血糖値，血中レプチン濃度，血中トリグリセリド量が高く，インスリン分泌量が少ない[4]．さらに高脂肪食摂取でその差は顕著に現れ，WT マウスに比べ，肥満，脂肪蓄積，脂肪肝が有意にみられるようになる．インスリン分泌の減少は，*Bmal1* KO マウスでもみられ，糖負荷試験における血糖値上昇が WT マウスより大きく，さらにその際の血中インスリン量が有意に少なかった．その原因は，*Bmal1* KO マウスや *Clock* 変異マウスにおける β 細胞の数自体の減少，β 細胞への分化の減少によるものであった．また，β 細胞におけるインスリン分泌には日内リズムが存在し，そのリズム性は β 細胞内の時計遺伝子によって制御されていることが，β 細胞特異的 *Bmal1* KO マウスの作出によって明らかにされた．一方，*Bmal1* KO マウスは，肝臓において糖代謝にかかわる遺伝子（*Glut2*，*Gck*，*G6pt1*）の日内変動も消失していた．

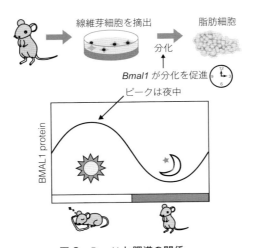

図2　Bmal1と肥満の関係
Bmal1は脂肪細胞への分化を促進する．BMAL1は夜間の寝ている時間にタンパク量が増えることから，夜食が太る原因になると考えられる．

肝臓のエネルギー代謝

　肝臓の代謝リズムで重要な因子として，核内受容体の役割を忘れてはならない．核内受容体は，細胞内でリガンドが結合することで，遺伝子の転写活性を調節する．核内受容体，特に $Rev\text{-}erb\,\alpha/\beta$, $Ror\,\alpha/\beta/\gamma$, $Ppar\,\alpha/\delta$, Hnf, Lxr, Gr などの発現やタンパク質量に日内リズムが確認されており，肝臓におけるエネルギー代謝の制御とともに体内時計の制御に強くかかわっている．例えば，$Rev\text{-}erb$ は転写応答配列である $RORE$ を介して，$Bmal1$ の転写を抑制することで，体内時計の周期を調節する．$Rev\text{-}erb\,\alpha/\beta$ のダブルノックアウトマウスは，恒暗条件下では睡眠−覚醒リズムが消失する．また，このマウスは脂質代謝に異常を来し，脂肪肝を誘発する．それに対し，$Rev\text{-}erb\,\alpha/\beta$ のアゴニストは，肝臓・脂肪組織における脂肪・コレステロールの合成を抑制し，筋肉における脂肪酸とグルコースの酸化を亢進しエネルギー消費を増加させ，抗肥満効果を示すことが報告されており，創薬の可能性を有している．また，$Rev\text{-}erb\,\alpha$ は，脂質合成転写因子である $Srebp\text{-}1c$ の発現の日内変動を制御することで，コレステロールや脂質代謝の日内リズム

を調節している．

☕ Coffee Break
夜食は太る？ *Bmal1* は肥満遺伝子？

　夜食で太ることは事実である．マウスやラットでも，夜食をずっと与えていると，普通に食餌していた群に比べて肥満を呈する．ではどうして夜食は太るのだろうか．その答えはもちろん体内時計による制御である．日本大学の榛葉教授の研究から，*Bmal1* は脂肪細胞の分化にかかわることがわかった[5]．*Bmal1* ノックアウトマウスから採取した線維芽細胞は，脂肪細胞への分化ができず，逆に *Bmal1* の過剰発現細胞は脂質合成を促進させた．よって，*Bmal1* KO マウスでは，脂肪細胞における脂肪の蓄積が減少し，余分な脂肪が肝臓や筋肉に異所性に溜まってしまう．また，血中の遊離脂肪酸，トリグリセリド，コレステロールも増加していた．これらの結果を統合すると，*Bmal1* の量が多い時刻は，脂肪細胞の分化，脂肪滴の蓄積が亢進すると考えられる．つまり，*Bmal1* の発現量が高い夜間の摂食は肥満亢進に向かいやすいので，夜食は太るというストーリーに結びつくのだ（図2）．

文　献

1) Hoogerwerf WA, Shahinian VB, Cornélissen G, et al.: Rhythmic changes in colonic motility are regulated by period genes. Am J Physiol Gastrointest Liver Physiol, 298: G143–G150, 2010. doi:10.1152/ajpgi.00402.2009
2) Yoshida D, Aoki N, Tanaka M, Aoyama S and Shibata S: The circadian Clock controls fluctuations of colonic cell proliferation during the light/dark cycle via feeding behavior in mice. Chronobiol Int, 32: 1145–1155, 2015. doi:10.3109/07420528.2015.1065415
3) Fatima J, Iqbal CW, Houghton SG, et al.: Hexose transporter expression and function in mouse small intestine: role of diurnal rhythm. J Gastrointest Surg, 13: 634–641, 2009. doi:10.1007/s11605-008-0776-4
4) Turek FW, Joshu C, Kohsaka A, et al.: Obesity and metabolic syndrome in circadian Clock mutant mice. Science, 308: 1043–1045, 2005. doi:10.1126/science.1108750
5) Shimba S, Ishii N, Ohta Y, et al.: Brain and muscle Arnt-like protein-1（Bmal1），a component of the molecular Clock, regulates adipogenesis. Proc Natl Acad Sci USA, 102: 12071–12076, 2005. doi:10.1073/pnas.0502383102

Que 4 妊婦さんと赤ちゃんの体内時計の関係は？

Ans

性周期，性ホルモンの分泌には体内時計制御の関与が報告されている．また，時差ボケが妊娠効率を悪化させるという報告もある．一方，生後2, 3カ月までの新生児は，睡眠-覚醒の日内リズムが安定しない．げっ歯類を用いた研究では，産まれる数日前から各組織の時計遺伝子発現に日内変動がみられるようになる．

性周期，性ホルモンの体内時計制御

視床下部-下垂体-性腺軸（HPG axis）は，視床下部から生殖腺の体細胞を制御する内分泌系であり，体内時計による制御が報告されている[1]．中枢時計であるSCNは，GnRH（性腺刺激ホルモン放出ホルモン）ニューロンの活性の日内変動を制御することで，GnRHの分泌，下垂体からのLH（黄体形成ホルモン）分泌に日内リズムをもたらす．LH分泌はLHサージと呼ばれ，その後に起きる排卵の目印となる．LHサージによる排卵促進は，マウスでは暗期に高まる（図1）．また，LHの外部からの投与には明期は応答せず，暗期にのみ高い排卵を誘発する．つまり，卵巣自身も体内時計を持っており（時計遺伝子が日内変動している），LHサージに対する応答を時刻依存的にゲーティング（ある時間だけ応答する）している．ヒトでは，月経期におけるLH分泌の日内変動は，コルチゾール分泌の日内変動と明暗環境に強く相関するので，LHサージは朝方に起こることがわかっている．一方で，*Clock*，*Bmal1* などの時計遺伝子の変異マウス，または社会的時差ボケは，性周期を乱し，妊娠効率の低下につながることも報告されている[2]．さらに，妊娠中のマウスに対する時差ボケ暴露は，子の情動機能，グルコース代謝，体重などの変化をもたらすという報告もある．

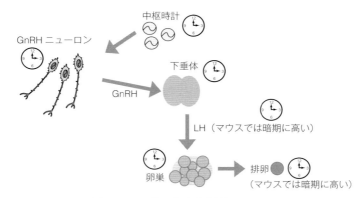

図1　HPG軸の体内時計制御
中枢時計である SCN は GnRH ニューロンの活性にリズム性をもたらし，GnRH 分泌，LH 分泌，そして排卵の日内リズムを生み出す．一方で下垂体や卵巣にも時計遺伝子は発現しており，それぞれの機能の日内リズムをローカルに制御している．

赤ちゃんの活動リズムは生後3カ月くらいで明暗同調

体内時計の発達に関してはまだ不明な点が多い．マウスやラットでは，中枢時計における時計遺伝子発現の日内変動は，ラットで妊娠19日目ではみられず，21日目（ラットは，約21日で出産）にSCNでみられたと報告がある[3]．その他の文献からも，出産直前付近で時計遺伝子の日内変動がみられたものが多い．一方，iPS細胞やES細胞などの幹細胞では，時計遺伝子の発現リズムは，みられないことが知られている．これらの幹細胞は分化させることで，時計遺伝子に振動が生まれてくる．

新生児の睡眠・覚醒リズムは，最初の1カ月はリズム性がみられず，2-3時間おきに授乳・覚醒と睡眠を繰り返す（図2）[4]．その後リズム性がみえ始めるが，自由継続（24時間よりも長い周期でフリーラン）を示し，3-4カ月付近でやっと夜間に多く眠る通常の日内リズムを獲得すると言われている．しかし，日内リズムの獲得は個人差も大きく，図2のような新生児の活動を大規模に調べた研究はない．

子育てにおける光の影響

マウス実験において，産後の授乳期に明暗条件を，通常の12時間明：12時間暗から，16時間明：8時間暗に変えて飼育した研究がある．研究結果は，

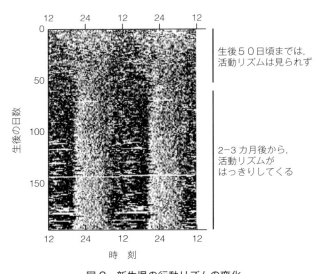

図2 新生児の行動リズムの変化
新生児に，生後1日目より，足首にアクチウォッチを装着し，約200日間活動を計測した結果．
黒い部分が活動している時間．（Jenni et al., 2006[4]）

16時間の明期暴露により，2カ月齢におけるマウスの行動は，うつ傾向が減少し，背側縫線核のセロトニン神経の神経活動が増加．さらにセロトニン，ノルアドレナリン自体も増加した．一方筆者らの研究室では，*Clock* mutantマウスの授乳期における恒明（24時間明期）暴露が，発達後に睡眠相後退症候群（Delayed sleep-phase syndrome：DSPS）様の睡眠覚醒リズムを示すようになることを明らかにした[5]．よって，授乳期における光環境はその後の情動機能，体内時計機能に影響を与える．これらの結果は，ヒトにおいても十分考慮が必要である．その一例として早産児の集中治療室では，治療のために昼夜を問わず照明が付いていたり，ランダムに付いたり消えたりしている場合が多い．日本国内の病院でも，恒明環境，恒暗環境，ランダムな明暗環境など，施設によっても光条件は異なるようである．太田英伸先生は，青色光を遮断するフィルターを装着した保育器を用いることで，早産児の睡眠・覚醒の日内変動形成を早められることを報告している．また，退院後の体重増加も，フィルターを用いることで用いない群に比べて有意に増加した．

☕ Coffee Break
夜間の母乳は赤色灯下で

　筆者（田原）は，2016年秋より米国に留学をしている．妊娠中だった妻も同行しているため，年末に米国で無事出産し娘が誕生した．出産に際し，私が準備したのはもちろん赤色の電球だった．そしてそれは多分大活躍した．多くの体内時計研究者は，動物実験を暗期に行う際に，赤色灯下で作業している．これは体内時計に影響のある青色光を排除するためである（Que40参照）．そして多くの体内時計研究者（またはその妻）は，夜間は赤色灯下で授乳するのである．図2のように，新生児の体内時計は生後3カ月でやっと明暗に同調する．しかし，娘は生後5週目から，夜間に4-5時間のまとまった睡眠を取るようになった．これを留学先のボス（もちろん体内時計研究者）に自慢げに話したところ，"You are happy."と言われた．ボスも同様の処置をして，1人目の娘は夜間よく眠る子になったが，2人目は同じ処置をしたのに全く上手くいかなかったそうだ．結論は，「子どもは百人百様」，子育てにすべての法則が通用するとは思ってはいけない，ということだろうか．まだ症例数が1人なので結論は出ないが，2人目の結果を楽しみにしたいと思う．

文　献

1) Sellix MT and Menaker M: Circadian Clocks in the ovary. Trends Endocrinol Metab, 21: 628–636, 2010. doi:10.1016/j.tem.2010.06.002
2) Takasu NN, Nakamura TJ, Tokuda IT, et al.: Recovery from Age-Related Infertility under Environmental Light-Dark Cycles Adjusted to the Intrinsic Circadian Period. Cell Rep, 12, 1407–1413, 2015. doi:10.1016/j.celrep.2015.07.049
3) Houdek P and Sumová A: In vivo initiation of Clock gene expression rhythmicity in fetal rat suprachiasmatic nuclei. PloS one, 9: e107360, 2014. doi:10.1371/journal.pone.0107360
4) Jenni OG, Deboer T, Achermann P: Development of the 24-h rest-activity pattern in human infants. Infant Behav Dev, 29: 143–152, 2006. doi:10.1016/j.infbeh.2005.11.001
5) Wakatsuki Y, Kudo T, Shibata S: Constant light housing during nursing causes human DSPS (delayed sleep phase syndrome) behaviour in Clock-mutant mice. Eur J Neurosci, 25: 2413–2424, 2007. doi:10.1111/j.1460-9568.2007.05490.x

Que 5 時計遺伝子のSNPsと疾患の関係は？

A_{ns}

遺伝子検査による膨大なヒトの遺伝子データから，クロノタイプ（朝型・夜型）にかかわる遺伝子や，睡眠時間にかかわる遺伝子のSNPs（Single Nucleotide Polymorphism，一塩基多型）が報告されている．また，時計遺伝子の変異は，概日リズム性の睡眠障害，躁うつ病，肥満などの生活習慣病，がん，など多数の病気とかかわることがわかっている．

クロノタイプにかかわるSNPs（一塩基多型）

従来はキャピラリー電気泳動によるサンガー法で塩基配列を決定していた．それに対し，2000年代後半に誕生した次世代シークエンサーは数千万から数億のDNA断片を同時並行で解析し，塩基配列を決定することができる．またそのコストも下がってきており，最近は個人の遺伝子検査（SNP解析）が1人1万円からと安価に行える時代になってきた．アメリカのベンチャー企業23andMe，またはイギリスのUK Biobankなどに蓄積された膨大な遺伝子情報から，近年，疾患や生活スタイルにかかわるSNPs情報が多数報告されている．これらの遺伝子検査は，GWAS（genome-wide association studies）と呼ばれる解析手法を用いており，既に報告されているヒトゲノム上でSNPがみられやすい部分のみ（約100万種のSNPs）を解析する．

これらの報告の中で，クロノタイプ（朝型，夜型）と相関するSNPについての論文を紹介する（図1）．上述の2つの機関からそれぞれ論文が報告されている．それぞれの遺伝子検査では，同時にアンケート調査を行っており，「あなたは朝型ですか，夜型ですか？」という質問がある．この報告では，この質問に，「朝型です」，または「夜型です」と答えた個人のデータをそれぞれのグループとして解析している．朝型・夜型どちらかわからない，またはどちらでもないと回答したサンプルは解析から除外している．

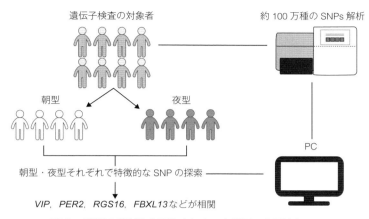

図 1　GWAS 解析から明らかになった朝型・夜型遺伝子
遺伝子検査とともに行ったアンケート結果より，朝型，夜型の人を抽出し，それぞれの SNP を比較する．2 機関の大規模解析結果から，分子時計とのかかわりが既に報告されている遺伝子が数種類みつかった．

23andMe（89,283 人）は，朝型・夜型にかかわる SNP として，*VIP*，*PER2*，*RGS16* など 15 遺伝子が報告された[1]．また，UK Biobank（100,420 人）からは，*PER2*，*RGS16*，*FBXL13* など 12 遺伝子が報告された[2]．これら 2 つのコホートから得られた遺伝子には，体内時計や睡眠とのかかわりが既に報告されているものが多数あった．また，2 つの別のコホートから *PER2* などの同じ遺伝子がヒットしていることからも信頼性が高いと思われる．

睡眠に関わる SNPs

上述の遺伝子検査結果から，睡眠にかかわる遺伝子変異も報告されている．睡眠時間にかかわる遺伝子として，*PAX8*，*VRK2* の SNP がヒットしてきた．また，睡眠潜時にかかわる遺伝子として，*RBFOX3* の SNP がみつかった[3]．また，他の論文では，家族性の遺伝子多型から時計遺伝子である *DEC2* の SNP が，睡眠時間の減少に影響することが報告されている[4]．この変異したヒト *DEC2* 遺伝子をマウスにノックインして解析した結果，マウスでもこの変異を持つことで睡眠時間が減少することを明らかにしている．この研究グループは同様の手法を用い，家族性睡眠相前進症候群（Familial advanced sleep phase syndrome：FASPS）が，時計遺伝子 *PER2* や *CK1* にみられる

表 1　時計遺伝子の SNP と疾患の関係（Valenzuela et al., 2016[5] より引用改変）

疾患名など	SNP 相関の報告がある遺伝子名
糖尿病	*CLOCK*（3 カ所）, *PER2*, *PER3*, *BMAL2*, *CRY1*, *CRY2*
妊娠時糖尿病	*BMAL1*（2 カ所）
躁うつ病	*CLOCK*, *PER3*（2 カ所）, *BMAL1*（2 カ所）
うつ病	*CRY1*, *CRY2*
アルコール摂取量	*PER2*
不妊	*CLOCK*（2 カ所）, *BMAL1*
乳がん	*CLOCK*（5 カ所）, *PER2*, *PER3*, *BMAL1*, *CRY1*, *CRY2*（2 カ所）
前立腺がん	*PER1*, *PER2*, *PER3*（2 カ所）, *CRY1*（3 カ所）, *CRY2*
大腸がん	*CLOCK*, *PER3*
神経膠腫	*CLOCK*, *PER1*, *CRY1*
肝細胞がん	*PER3*, *CRY1*
肺がん	*PER3*

SNP で説明できることも示している．FASPS は，睡眠時刻が通常と比べて前進してしまい（夕方に寝て，夜中に目覚める），社会適応が難しくなる概日リズム性の睡眠障害である．研究者らは，FASPS 患者の *PER2* にみられる SNP をマウスに導入し，マウスの睡眠−覚醒リズムの周期が短縮することを発見している．行動周期の短縮は毎日活動リズムが前進する，つまり朝型へのシフトがしやすいことを意味する．また，この理由として *CK1* による *PER2* の過度なリン酸化が，*PER2* の発現量やタンパク量を変化させ，周期短縮に結びついたとしている．

CLOCK 3111T/C（rs1801260）

CLOCK 遺伝子の 3111T/C の遺伝子多型と疾患について多くの報告がある．夜型のヒトは朝型のヒトに比べ，3111C/C ホモ型を持つ割合が多い．また，それに伴い，3111C/C 型は睡眠開始時刻が有意に遅く，睡眠時間も短く，さらに昼間の眠気も高いことが報告されている．同様に，*Clock* mutant マウスは，恒暗条件下における行動フリーラン周期が WT に比べて有意に長いことからも，これらヒトの結果を支持しているといえる．さらに 3111T/C の SNP は BMI，糖尿病，脂質異常症，大腸癌との相関も報告されている．また，3111T/C の SNP は，躁うつ病，大うつ病との関連が多数報

告されており，例えば，躁うつ病患者の躁状態の頻度を上げる．こちらも同様に，*Clock* mutant マウスは躁病様の過活動を示すことがわかっている．この一因として，線条体におけるドーパミン濃度の上昇がわかっている．

その他疾患とかかわる時計遺伝子 SNPs

上述の SNP 以外にも，時計遺伝子の SNP と疾患との関連は多数報告されているので表 1 にまとめた[5]．主要な時計遺伝子 *CLOCK*，*BMAL1*，*PER*，*CRY* いずれにおいても，糖尿病や精神疾患，がんとのかかわりがある．特に精神疾患では，躁うつ病，うつ病が多い．また，*PER2* の SNP はアルコールの摂取量との相関が，また，不妊との関係は男性の *CLOCK*，*BMAL1* の SNP で相関がみられている．体内時計は生殖機能への制御も行っており，精子産生に重要なタンパク質の制御もみられる．がんに関しては，大腸癌，乳癌，神経膠腫，前立腺癌，リンパ腫などで，時計遺伝子の SNP との関連が指摘されている．実験動物，細胞を用いた研究でも，細胞増殖にかかわる因子（*p53*, *Wee-1* など）に概日時計制御の報告が多数ある．

文 献

1) Hu Y, Shmygelska A, Tran D, et al.: GWAS of 89,283 individuals identifies genetic variants associated with self-reporting of being a morning person. Nat Commun, 7: 10448, 2016. doi:10.1038/ncomms10448
2) Lane JM, Vlasac I, Anderson SG, et al.: Genome-wide association analysis identifies novel loci for chronotype in 100,420 individuals from the UK Biobank. Nat Commun, 7: 10889, 2016. doi:10.1038/ncomms10889
3) Jones SE, Tyrrell J, Wood AR, et al.: Genome-Wide Association Analyses in 128,266 Individuals Identifies New Morningness and Sleep Duration Loci. PLoS Genet, 12: e1006125, 2016. doi:10.1371/journal.pgen.1006125
4) He Y, Jones CR, Fujiki N, et al.: The transcriptional repressor DEC2 regulates sleep length in mammals. Science, 325: 866-870, 2009. doi:10.1126/science.1174443
5) Valenzuela FJ, Vera J, Venegas C, et al.: Evidences of Polymorphism Associated with Circadian System and Risk of Pathologies: A Review of the Literature. Int J Endocrinol, 2016: 2746909, 2016. doi:10.1155/2016/2746909

Q_{ue} 6 体内時計の異常と健康・寿命の関係は？

A_{ns}

体内時計の異常は,時差ボケ,夜間交替勤務,老化などでみられる.その他,肥満・糖尿病などの生活習慣病,がん,循環器系疾患,免疫系疾患などでも局所的に体内時計異常がみられる.その逆で,時計遺伝子欠損マウスは,これら疾患の罹患率が高く,さらに寿命も短い.つまり,体内時計の異常と疾患悪化は,負の連鎖を引き起こす.老化にかかわるサーチュインやテロメアも,体内時計と密接な関係があることもわかっている.

時計遺伝子*Bmal1*ノックアウトマウスの異常

コアな時計遺伝子の1つである*Bmal1*のノックアウトマウスは,寿命が10-13カ月と非常に短命である(通常のマウスは24カ月以上)(**図1**)[1].体重もWTマウスと比べると軽く,各臓器の重量も軽い.特に筋肉量,骨量が少なく,老化でみられるサルコペニア(筋肉減弱症)や骨粗鬆症と似た症状を示す(**Que22**参照).また,酸化ストレスの指標である活性酸素(Reactive Oxygen Species:ROS)レベルが上昇しており,老化促進の原因となっている.短命である原因は心機能の低下が関与している可能性が高い.なぜなら,心臓特異的な*Bmal1* KOマウスは,ミトコンドリア機能が低下し,心肥大,心不全を引き起こす.寿命も*Bmal1*の全身KOマウスと同様に,ほとんどのマウスが約10カ月であった.

一方,*Bmal1*ノックアウトマウスの活動リズムは,明暗環境下では暗期に活動を示すものの,恒暗条件下ではリズムが消失する.さらに,各臓器における*Per*や*Cry*などの時計遺伝子発現リズムも消失し,各臓器でみられた様々な生理現象の昼夜差も同時に消失する.時計遺伝子の中でも,*Bmal1* KO,*Clock* mutant,*Cry1,2* KOマウスは,その影響がより強く現れることから,体内時計欠損モデルマウスとしてよく研究に用いられる.

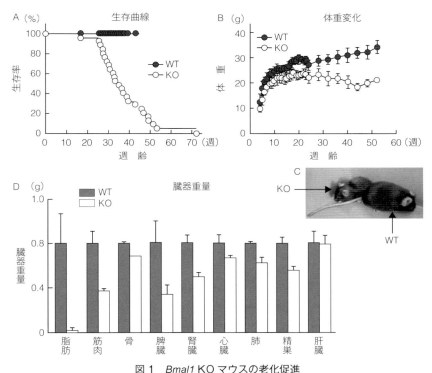

図1　Bmal1 KO マウスの老化促進
(A) WT と Bmal1 KO マウスの生存曲線, (B) 体重変化, (C) WT と KO の写真 (D) 各臓器の重量. (Kondratov et al., 2006[1) より引用改変)

抗老化遺伝子 SIRT と体内時計

　ヒストン脱アセチル化酵素である SIRT（サーチュイン）は，老化とともに活性が低下する．SIRT の活性を高めることで寿命延長効果があることから，長寿遺伝子としてよく知られている．また，SIRT1 は時計遺伝子との関与も報告されている．図2に示す通り，NAD^+の生合成経路に依存して活性化する SIRT1 は，BMAL1，FOXO1，PGC-1 α といった転写因子の活性を制御している[2)．また，NAD^+の合成経路の律速酵素である *Nampt* は，遺伝子発現に日内変動を示す．これは *Nampt* のプロモーター領域に E-box が存在することで，CLOCK/BMAL1 の転写制御を受けているからである．赤ワインなどに含まれるポリフェノールであるレスベラトロールは，SIRT1 を活性化

27

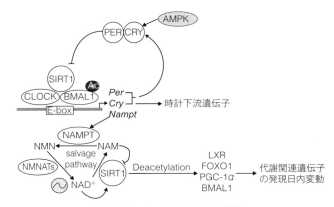

図2 SIRT1と分子時計の関係
抗老化遺伝子 *Sirt1* は CLOCK/BMAL1 と相互作用し、転写活性を調節する。また *Nampt* の発現にも日内変動がみられ、SIRT1 の活性に日内リズムをもたらす。(Bellet et al., 2011[2]) より引用改変)

することで、体内時計を調節することが報告されている。実際に、培養細胞にレスベラトロールを投与すると、*Bmal1*、*Per1/2* といった時計遺伝子の発現量が増加する[3]。

テロメアと時計遺伝子

染色体の末端にある特徴的な繰り返し配列は「テロメア」と呼ばれており、テロメアの長さは細胞寿命と相関することから、テロメアの長さで老化具合がわかるとも言われている。テロメアは特異的な配列かつ染色体末端であることから、通常の DNA ポリメラーゼでは複製されない。その代わりとして、テロメアーゼが存在し、テロメアを特異的に伸長する。このテロメアーゼ遺伝子の発現、活性に日内変動があることが、近年報告された[4]。マウス、ヒトどちらのテロメアーゼも、CLOCK/BMAL1 による転写制御を受けており、発現に日内変動がある。また、*Clock* 欠損マウスのテロメアーゼ活性は日内変動を消失しており、さらにテロメアの長さも短かった。さらに、この論文ではシフトワークを行っている救急医のテロメアーゼを調べた結果、活性の日内変動が消失していたことを報告している。よって、体内時計は、細胞老化にかかわるテロメアを制御することで、老化に重要な役割を果たしていることがわかる。

☕ Coffee Break
体内時計をしっかりすると長生きするのか？

　規則正しい食生活をおくり，体内時計を健康に保つことは，長生きに繋がるのだろうか？実はあまりしっかりとした報告はない．多くの研究は，体内時計を異常にした場合に寿命が縮んだというものばかりである．例えば，老齢マウスの明暗環境を，毎週6時間前進させながら飼育した結果，死んでしまうマウスが続出したという報告がある．この時，若齢マウスは同様の処置をしても死んだりはしていない．よって，高齢者の夜間勤務や不規則な生活は，長生きにはよくないだろう．一方で，ショウジョウバエの研究が，時計をしっかりすることで長生きに繋がる可能性を示しているので紹介する[5]．ショウジョウバエは寿命が8週間と短く，老化研究に適したモデルである．老化により，心機能の低下がみられ，心臓の収縮・拡張機能の強さ，拍動のリズム性などが衰弱する．ここで，食餌タイミングを活動期（明期）の12時間のみに固定し，時間栄養学的な規則正しい食生活をさせた結果，老齢期にみられた心機能の低下が予防できた．しかしこの論文には寿命については記載がなく，実際に寿命延長効果があったかはわからない．

文　献

1) Kondratov RV, Kondratova AA, Gorbacheva VY, et al.: Early aging and age-related pathologies in mice deficient in Bmal1, the core componentof the circadian Clock. Genes Dev, 20: 1868–1873, 2006. doi:10.1101/gad.1432206
2) Bellet MM, Orozco-Solis R, Sahar S, et al.: The time of metabolism: NAD^+, SIRT1, and the circadian Clock. Cold Spring Harb Symp Quant Biol, 76: 31–38, 2011. doi:10.1101/sqb.2011.76.010520
3) Oike H and Kobori M: Resveratrol regulates circadian Clock genes in Rat-1 fibroblast cells. Biosci Biotechnol Biochem, 72: 3038–3040, 2008. doi:10.1271/bbb.80426
4) Chen WD, Wen MS, Shie SS, et al.: The circadian rhythm controls telomeres and telomerase activity. Biochem Biophys Res Commun, 451: 408–414, 2014. doi:10.1016/j.bbrc.2014.07.138
5) Gill S, Le HD, Melkani GC, et al.: Time-restricted feeding attenuates age-related cardiac decline in Drosophila. Science, 347: 1265–1269, 2015. doi:10.1126/science.1256682

Que 7 時差ぼけ, 社会的時差ぼけとは？

Ans

時差ボケとは, 体内時計の時刻と, 実際の生活の時刻に時差が生じていることを示し, 時には眠気, 頭痛, 腹痛などを伴う. 社会的時差ボケとは, 平日と休日の睡眠の長さの違いにより生じる数時間の時差ボケを意味し, 近年その影響が肥満や妊娠などに現れることがわかり注目されている.

時差ボケによる健康への影響

時差ボケの長期的な影響は, 慢性的な時差ボケ状態と考えられる夜間交替勤務者を対象にした疫学調査を参照すべきである. これまでの報告では, 肥満, 2型糖尿病の罹患率上昇が多数報告されている[1]. さらに, 女性では乳癌, 男性では前立腺癌のリスク上昇がわかっている. その他, 不眠症, うつ病, 循環器系疾患なども報告がある. 一方, マウスを用いた時差ボケ実験も多数行われている. 2-7日おきに明暗の切り替わる時刻を6-8時間早めたり遅めたりすることを, 何週間も繰り返すことで慢性的な時差ボケモデルマウスを作製できる. この時, マウスは活動時刻を変えて, 新しい明暗環境に同調しようとするが, それには5-7日程度かかり, その間時差ボケ状態となる. このモデルマウスは, 通常飼育群と比べて肥満を呈し, さらに記憶力の低下や, うつ傾向, 移植癌細胞の増殖スピード亢進などがみられる. また, マウスに1週間おきの時差ボケを長期間暴露すると（約2年間）, マウスは肥満に伴う非アルコール性脂肪肝になり, その後に肝炎, 線維化が起こり, 肝臓癌が発生したという報告もある[2]. さらに, LPS（リポポリサッカライド）などのエンドトキシン刺激に対する免疫応答（炎症性サイトカインの分泌など）が過剰になり, 潰瘍性大腸炎モデルマウスでは時差ボケで症状がさらに悪化する. よって動物実験でも, 疫学調査でみられた結果と一致した結果が得られており, 時差ボケが健康上悪影響を及ぼすことは確かである.

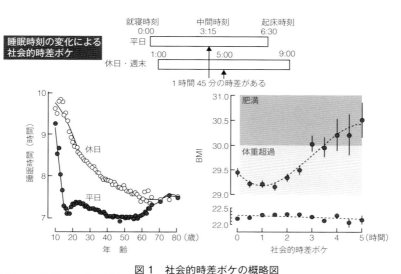

図1 社会的時差ボケの概略図
（上）平日と休日の睡眠時刻の中間時刻を算出し，その差分を調べることで，社会的時差ボケの度合いが分かる．（下左）一般的に平日は睡眠時刻が短く，休日は長く，その差は年齢が上がるにつれ減少する．（下右）社会的時差ボケ時間とBMIの相関図．BMIが29以上のヒトでは，社会的時差ボケが大きいほどBMIが高くなる．下部，痩せ型の人では影響なし．(Roenneberg et al., 2012[4])より引用改変)

社会的時差ボケとは

平日は仕事や学校のため早起きになるが，休日はその必要がなく遅寝・遅起きになりがちである．社会的時差ボケは，就寝時間の中間時刻を指標に平日と休日を比べることで評価できる（図1）．ヨーロッパの研究では，クロノタイプが中間型から夜型になればなるほど，社会的時差ボケが大きくなることが報告されている[3]．つまり，夜型のヒトは平日無理に早起きを強いられ，休日は夜型に戻そうと遅寝・遅起きをしがちになるということである．また，これまでの報告をまとめると，社会的時差ボケが大きい人ほど，肥満傾向（BMIの上昇），喫煙率の上昇，睡眠の質低下，うつ傾向の上昇，学校における成績低下に繋がりやすい[4]．一方で，平日は休日に比べて睡眠時間が減少しており，その差は高齢になるほど減っていき，退職年齢付近からは平日と休日の差は無くなる．よって，社会的時差ボケは，若い人の社会生活が引き起こす日常的なプチ時差ボケとも言えるが，平日の睡眠負債となり，

その蓄積は健康被害を引き起こすのに十分である．

臓器間でも起こる時差ボケ

外界の時刻と，体内の時刻に差が生じていることを，一般的に時差ボケという．しかし，体内にはあらゆる臓器に子時計が存在し，その統括はSCNにある親時計が行っていることは，Que1で説明した．この親時計と子時計との時刻差もまた時差ボケであり，健康へ影響を及ぼす可能性がある．例えば，上述の時差ボケモデルマウスの場合，明暗環境の変化にいち早く対応するのは親時計であり，親時計は1-3日程度で新しい時刻に同調する．しかし子時計は，新しい時刻になった親時計の信号をその後から受け取ることになり，結果的に4-7日間かけて新しい明暗環境に同調する．よって，時差ボケは親時計と子時計の間でも起きている．

食餌は子時計の時刻のみ変化させる（Que12参照）．非活動期にのみマウスに食餌を与えると，マウスの子時計は時刻が反転するが，親時計は光に依存したいつも通りの時刻を示す．この場合，親時計と子時計には時差ボケが生じ，その結果，肥満や記憶力の低下が起こることがわかっている．

☕ Coffee Break

海外旅行は，西廻りの方が楽？

図2に示す通り，マウスの睡眠－覚醒リズムは，前進よりも後退させる方が早い．体内時計は24時間の振動現象であるが，一般的に周期を短くするよりも，長くする方が簡単である．よって，日本から海外に行く場合は，ヨーロッパなど西に行く方が時差ボケ日数は少なく済む．それに対し，アメリカなど東に行く場合は続く時差ボケと闘わなくてはならない．では，時差ボケは何日で治るのだろうか？　図中のマウス行動データでは，6時間の前進に1週間程度要しているのに対し，6時間の後退は3-4日で完了している．ヒトの研究では，実験室内で生活してもらい，8時間の食事，睡眠時刻の前進を強制した報告がある．それによると，直腸温の日内リズムはシフト後5日間ほど振幅が低下したが，7日目には振幅が回復し，ピーク時刻も6時間ほど前進していた[5]．また，血中メラトニン濃度の日内変動は，振幅は大きく低下せず，ピーク時刻は8日目で4時間程度であった．よって，体内時計の前進は大きくても1日1時間程度と考えられる．一方で，この論文では，シフト後の朝に3時間の高照度暴露

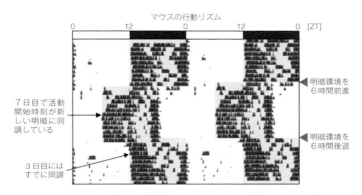

図2 明暗の前進・後退に対するマウスの行動リズム同調
明暗サイクルを6時間前進,または後退させた時のマウス活動リズム.黒い部分が活動を示す.灰色の影は暗期を示す.ZTとは,Zeigeber Time の略で,ZT0 は明期の開始時刻,ZT12 は暗期開始時刻を意味する.(Kudo et al., 2011[6])より引用改変)

を行った群も調べており,高照度暴露により位相前進が早まったと報告している.実際に,直腸温はシフト5日後で7時間前進,血中メラトニンはシフト8日目で6.5時間だった.実験では4,000–6,000luxの高照度光が使われており,室内というよりも外にいるような明るさが必要になる.

文献

1) Pan A, Schernhammer ES, Sun Q, et al.: Rotating night shift work and risk of type 2 diabetes: two prospective cohort studies in women. PLoS Med, 8: e1001141, 2011. doi:10.1371/journal.pmed.1001141
2) Kettner NM, Voicu H, Finegold MJ, et al.: Circadian Homeostasis of Liver Metabolism Suppresses Hepatocarcinogenesis. Cancer Cell, 30: 909–924, 2016. doi:10.1016/j.ccell.2016.10.007
3) Wittmann M, Dinich J, Merrow M, et al.: Social jetlag: misalignment of biological and social time. Chronobiol Int, 23: 497–509, 2006. doi:10.1080/07420520500545979
4) Roenneberg T, Allebrandt KV, Merrow M, et al.: Social jetlag and obesity. Curr Biol, 22: 939–943, 2012. doi:10.1016/j.cub.2012.03.038
5) Honma K, Honma S, Nakamura K, et al.: Differential effects of bright light and social cues on reentrainment of human circadian rhythms. Am J Physiol, 268: R528–R535, 1995.
6) Kudo T, Schroeder A, Loh DH, et al.: Dysfunctions in circadian behavior and physiology in mouse models of Huntington's disease. Exp Neurol, 228: 80–90, 2011. doi: 10.1016/j.expneurol.2010.12.011

Que 8 サルとマウスの時計遺伝子発現プロファイルの違いは？

Ans

昼行性のサル，夜行性のマウス，ともに中枢時計（SCN）における時計遺伝子発現リズムのピーク時刻は同じである．しかし，サルでは末梢時計もSCNと同じ時刻を刻むが，マウスの末梢時計はSCNと比較して時刻が反転している．

昼行性動物と夜行性動物の時計遺伝子発現パターン

哺乳類の実験動物として代表的なマウスやラットは夜行性である．その中枢時計（SCN）における時計遺伝子発現は，例えば，*Per1*，*Per2* は明期にピークを持つ日内変動を示す．一方，SCN以外の脳部位や末梢臓器では，*Per1*，*Per2* のピーク時刻は暗期開始から半ばにシフトしている（一部例外もあるがほとんどの場所では）．それに対し，昼行性哺乳動物であるリスやグラスネズミ，またはサルの時計は少し異なる．つまり，昼行性動物の場合，SCNでも末梢臓器でも，*Per1*，*Per2* の発現ピークは明期にみられる[1]．よって，昼行性も夜行性もSCNの時計は同じだが，末梢時計は昼行性と夜行性で真逆の時刻になっている（図1）．

ヒトの時計遺伝子発現パターン

ヒトの時計遺伝子測定は，血液中の白血球，頭髪やあご髭などの毛包細胞，皮膚・脂肪のバイオプシー切片などで測定されている．毛包細胞のmRNAでは *Per2*，*Per3* の発現ピーク時刻は朝8時頃にみられ，サルなど昼行性動物の結果と同じである[2]．

中枢時計の光に対する応答

マウスにおいて，暗期に15-30分程度の光照射を行うと，SCN内で *Per1* や *Per2* の発現量が一過性に増加する[3]．これは，網膜から入力された光情報がグルタミン酸やPACAP（Pituitary adenylate cyclase-activating

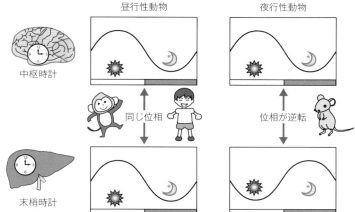

図1 昼行性・夜行性動物における時計遺伝子発現リズム
例として，時計遺伝子 *Per1* の発現リズムを模式的に示した．昼行性の哺乳類（サルやヒト）では，中枢・末梢時計ともに同位相だが，夜行性動物（マウス）では逆位相になる．

polypeptide，下垂体アデニル酸シクラーゼ活性化ポリペプチド）神経を通じて SCN へ情報を送り，最終的にリン酸化 CREB が *Per1, 2* の転写活性を上げるためである．そしてこの応答は，昼行性・夜行性動物の両方でみられたことから，網膜からの光情報，そして SCN の光応答には昼行性，夜行性の違いは関係ないことがわかる．よって，SCN における *Per* の発現リズムは明期の光入力がある時刻にピークを迎える．また，光により SCN における神経発火頻度も増加することから，昼行性・夜行性どちらも明期に神経活動が高い日内変動がみられる．

夜行性のマウスも昼行性になる？

では昼行性と夜行性はどうやって決まるのか？そのメカニズムを明らかにした報告はまだない．しかし，夜行性マウスも，ある条件では昼行性になる．この研究は，実験室ではなく，四季の存在する西ロシアの森の中，つまり屋外でマウスを1年中飼育し，睡眠-覚醒リズムを測定している[4]．マウス1匹ずつに埋め込みセンサーを取り付け，20m×20m の囲われた中で餌水は常に供給した状態で，60匹まとめて自由に生活させた．その結果，気温の高

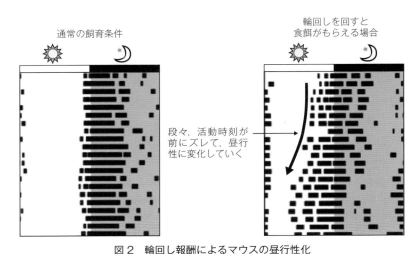

図2 輪回し報酬によるマウスの昼行性化
(左)通常飼育によるマウスの活動リズム.(右)輪回しの回転数に応じて餌が出る装置を設置して飼育.餌がもらえるための回転数を,段々増やしていくことで,活動時刻が前進し昼行性化してくる.
(van der Vinne et al., 2014[5])より引用改変)

い夏は,暗期により活動する夜行性の日内リズムがみられたが,雪の積もる冬は明期により活動する昼行性に変わった.夜行性のマウスは,天敵に襲われないように夜間活動していると考えられる.しかし,冬の寒い時期は体温を維持するために,しょうがなく明るい時間に活動するようになったのではないかと考えられた.

そこで,研究の場を実験室に戻し,飼育室の温度を下げて飼育した結果,温度を下げれば下げるほど,マウスの明期の活動時間が増加した[5].つまり平均気温が下がると,マウスは少しでも日のあたる明期に活動するようになる.一方で,冬は捕食作業も困難になりがちであることから,マウスに捕食に対する負荷を課した実験を行っている.これは,ケージ内に輪回しを設置し,一定の回転数に達するとある一定量(少量)の餌が出るように設定する.マウスは,暗期の活動期になると,輪を回し始め,回転すればするほど餌をもらえることを学習する.そこで,餌が出るための回転数を日に日に増加させることで,捕食作業の困難さを模倣させた結果,図2のようにマウスの活動開始時刻が段々明期にシフトしていき,昼行性化していくことがわかっ

た．よって，体温維持と捕食困難の両方が，マウスの昼行性化にかかわると考えられた．

☕ Coffee Break
夜行性のマウスを用いた研究データをヒトに置き換えて説明してもいいのだろうか？

上述のように中枢時計はマウスもヒトも同じ時刻を刻んでいるので考えやすい．実際に，夜（暗期）の初期の光照射は，マウスもヒトも

光に対する応答（中枢時計）
マウスの暗期（活動期）＝ヒトの暗期（非活動期）

食事に対する応答（末梢時計）
マウスの活動期（暗期）＝ヒトの活動期（明期）

図3　マウスとヒトの暗期と明期による活動の違い

体内時計の後退作用を示し，夜の終わりの光照射は体内時計前進作用を示す．それに対して，末梢時計は活動タイミングに合わせて昼行性・夜行性で逆転する．つまり，マウスでは活動期（暗期）に，末梢臓器の*Per1/2*が発現ピークを迎える．それに対しヒトも，活動期（明期）に，末梢臓器の*Per1/2*が発現ピークを迎える．よって，マウスでいう朝食（活動期初期）による末梢時計同調作用は，ヒトでいう朝食（活動期初期）と同時刻と考えていいだろう．つまり，末梢時計は，活動・非活動と対比させて考えると，考えやすい．

文献
1) Iwasaki M, Koyanagi S, Suzuki N, et al.: Circadian modulation in the intestinal absorption of P-glycoprotein substrates in monkeys. Mol Pharmacol, 88: 29–37, 2015. doi:10.1124/mol.114.096735
2) Akashi M, Soma H, Yamamoto T, et al.: Noninvasive method for assessing the human circadian Clock using hair follicle cells. Proc Natl Acad Sci USA, 107: 15643–15648, 2010. doi:10.1073/pnas.1003878107
3) Colwell CS: Linking neural activity and molecular oscillations in the SCN. Nat Rev Neurosci, 12: 553–569, 2011. doi:10.1038/nrn3086
4) Daan S, Spoelstra K, Albrecht U, et al.: Lab mice in the field: unorthodox daily activity and effects of a dysfunctional circadian Clock allele. J Biol Rhythms, 26: 118–129, 2011. doi:10.1177/0748730410397645
5) van der Vinne V, Riede SJ, Gorter JA, et al.:Cold and hunger induce diurnality in a nocturnal mammal. Proc Natl Acad Sci USA, 111: 15256–15260, 2014. doi:10.1073/pnas.1413135111

$Que\ 9$ ヒトの体内時計の状態を測定する方法とは？

Ans

隔離実験室では多くの生理パラメーターの日内変動とともに，体内時計の周期を測定できるが，労力，資金の問題から限られた研究しか行えないのが現状である．一方で，メラトニンの分泌開始時刻や毛包細胞の時計遺伝子発現リズムなどは，侵襲度が低く，かつ安定に測定できるので有用である．また，ヒト試験に際し，クロノタイプ（朝型・夜型）の測定は重要項目となる．

ヒト体内時計の測定パラメーター

ヒトの体内時計を測る上で重要なのは，環境因子の排除である．特に，照明，食事，時計，携帯電話，テレビなど，体内時計に影響を与え得る因子に注意を払う．これらの環境因子をコントロールした隔離実験室（常に薄暗く，時計もない部屋，食事時刻も制御）で数日から数週間過ごしてもらうことで，ヒト睡眠－覚醒行動のフリーランリズムを測定することができる．その際，脳波，直腸温，心拍数，血中または唾液中のメラトニンやコルチゾール濃度などを同時に測定することが多い．特に，直腸温（起きてから約8時間後にピーク）とメラトニン濃度（夜中1-3時頃にピーク）は綺麗な日内変動がみられる．また，食事や光の影響をさらに排除するために，3時間おきに継続して食事を食べてもらい，睡眠も分断してとる方法（コンスタントルーチンという）や，1日の明暗を28や20時間にして強制的に脱同調させる方法（ヒトは28や20時間周期には同調できないので，結果的に体内時計はフリーランする）などもある．これら隔離実験室を用いた研究の遂行は，被験者と実験従事者ともに負担が大きいことが問題となる．

メラトニン

メラトニンの日内変動を測定するのではなく，メラトニン分泌の立ち上がりを測定することで簡易的にかつ正確に体内時計を測定できる[1]．これをメ

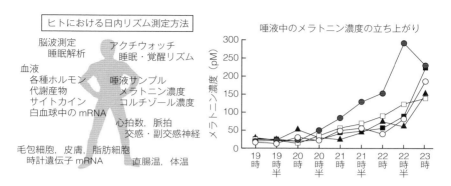
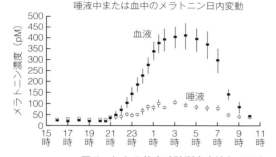

図1 ヒトの体内時計測定方法とメラトニンの日内変動例
(左) ヒトにおいて測定可能な日内変動を示す生理パラメーター．(右上) メラトニン分泌開始時刻の測定例．それぞれの線は各被験者のデータを示す．(右下) 血中と唾液中のメラトニン濃度の日内変動例．(Voultsios et al., 1997[5] より引用改変)

ラトニン分泌開始時刻 (Dim light melatonin onset：DLMO) と呼び，内的な体内時計 (つまり中枢時計の時刻) を反映した結果が得られると考えられている．メラトニンは松果体から分泌され，青色光照射により急性に分泌抑制が起こるため，実際の測定は薄暗い dim light 下 (10 lx 程度が推奨) で行う．分泌開始はおよそ就寝時刻の1-2時間前に現れることが多いので，その少し前の時刻から一定間隔で唾液や血液を採取する．図1に示す通り，血中メラトニン濃度は唾液中よりも高く，振幅も大きい．しかしながら，個人差が大きく，分泌が弱い人もいるので，あらかじめ分泌量を確かめておく必要がある．

ヒトの時計遺伝子発現リズム測定

実験動物を用いた研究では，各組織，細胞における時計遺伝子発現の日内

変動が，体内時計の指標となることが多い．ヒトでは血液中の白血球における時計遺伝子発現リズムを測定した報告が多数見受けられるが，なかなか安定した結果が得られていないように感じる．一方で，皮膚や皮下脂肪の生検（バイオプシー）サンプル，または死後脳サンプルを使って，時計遺伝子を測定している報告もある[2]．生検サンプルは1日6回採取して測定し，時計遺伝子発現のキレイな日内変動が報告されているが，侵襲度が高い．また，死後脳やあるタイミングでの生検サンプルは，多数の個体から得られたサンプルを集約し，採取時刻を考慮することで日内変動の変化を研究できる．こちらもサンプル量さえ揃えば比較的きれいな概日変動が報告されている．一方，山口大学の明石真先生が考案したヒゲの毛包細胞を用いた時計遺伝子発現測定は，RNA（リボ核酸）量が多い被験者であれば，安定なデータが得られ，かつ侵襲度が低く，さらに自宅での検体採取が可能となり有用である[3]．筆者らの研究室でも実際に実験しており，1日6回4時間おきにヒゲを8-10本抜いて，RNA保存液入りのチューブに入れて冷蔵庫で保管してもらい，その後クール便で送ってもらうことで解析できている．男性であること，ある程度ヒゲが生えていること，また仕事中でもヒゲを伸ばせることなどが被験者の条件となる．

クロノタイプ判定方法

概日時計関連のヒト試験を行う上で，クロノタイプ（朝型，中間型，夜型）の判定は重要な質問項目となる．判定方法は朝型-夜型質問紙（Horne-Östberg morningness-eveningness questionnaire：MEQ）と，ミュンヘンクロノタイプ質問紙（Munich ChronoType Questionnaire：MCTQ）の2種類の質問紙が一般的に使われている．MEQは30年以上の歴史を持ち，多くの研究者が使用してきたのに対し，MCTQはドイツのティル・ロネンバーグ教授によって2003年に考案された[4]（図2）．それぞれ睡眠時刻や起床時刻などを質問するが，MEQでは最終的にスコア化して結果を出す．そのスコアは年齢によって補正が必要なので注意が必要である．MCTQでは，休日の睡眠の中間時刻を算出し，それを平日と休日の睡眠時間の差で補正した時刻（MSFsc）が最終的なクロノタイプ判定パラメーターとなる．休日の睡眠は平日よりも，個人の体内時計を反映した結果が得られる．MCTQの方

Que9 ヒトの体内時計の状態を測定する方法とは？

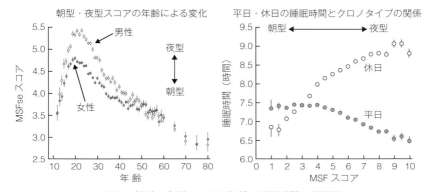

図2 朝型・夜型スコアの年齢，睡眠時間の相関図
（左）MSFse スコアの年齢による変化．男性，女性それぞれのプロットを示す．（右）MSF スコアと睡眠時間の関係．平日，休日それぞれのプロットを示す．(Roenneberg et al., 2007[4])より引用改変)

がMEQよりも，ヒトのメラトニン分泌オンセット時刻と相関した結果が得られたという報告もある．一般的な被験者のクロノタイプは正規分布を示し，その分布から実験毎に朝型・夜型の線引きをする（基準は決まってない）．クロノタイプの特徴として，20-30代で夜型になりやすく，その後年齢とともに朝型化していく．男性はより夜型化しやすい．また，夜型の人は平日と休日の睡眠時間の差が大きい．

文 献

1) Pandi-Perumal SR, Smits M, Spence W, et al.: Dim light melatonin onset (DLMO): a tool for the analysis of circadian phase in human sleep and chronobiological disorders. Prog Neuropsychopharmacol Biol Psychiatry, 31: 1-11, 2007. doi:10.1016/j.pnpbp.2006.06.020
2) Hida A, Kitamura S, Ohsawa Y, et al.: In vitro circadian period is associated with circadian/sleep preference. Sci Rep, 3: 2074, 2013. doi:10.1038/srep02074
3) Akashi M, Soma H, Yamamoto T, et al.: Noninvasive method for assessing the human circadian Clock using hair follicle cells. Proc Natl Acad Sci USA, 107: 15643-15648, 2010. doi:10.1073/pnas.1003878107
4) Roenneberg T, Kuehnle T, Juda M, et al.: Epidemiology of the human circadian Clock. Sleep Med Rev, 11: 429-438, 2007. doi:10.1016/j.smrv.2007.07.005
5) Voultsios A, Kennaway DJ, Dawson D: Salivary melatonin as a circadian phase marker: validation and comparison to plasma melatonin. J Biol Rhythms, 12: 457-466, 1997.

Que 10 季節性変動リズムとは？

Ans

ヒトでは，日照時間の変化による季節性感情障害，冬季うつ病が知られており，高照度光療法が有効である．日長の変化に応じた生理現象の変化を光周性と呼び，ウズラの性成熟や植物の花芽形成などが有名である．最近の研究では哺乳類（マウス）でも光周性があることが示されている．

冬季うつ病
冬はうつ状態，夏は躁状態になる感情障害のことを冬季うつ病と呼ぶ（図1）．その逆で冬に躁状態，夏にうつ状態になる患者もいることから，総合して季節性感情障害（seasonal affective disorder：SAD）と呼ぶ[1]．アメリカよりもカナダやイギリスなどで罹患率が多いことから，冬に日照時間が短くなることが原因と考えられる．そのため，高照度光療法（Que40 参照）が有効であり，フルオキセチンなどの抗うつ薬とともに，第一選択療法となっている．また，メラトニン受容体アゴニストなども効果があると一部報告があるが，しっかりと検証した大規模研究はまだ報告されていない．

マウスの季節性
季節性を持たないと考えられていた C57BL/6 マウスでも，SAD のモデル動物になることを九州大学の安尾先生らのグループが報告した[2]．マウスの飼育環境を，冬期を意識して 8 時間明：16 時間暗という短日環境にすることで，マウスの情動行動に変化がみられた．特に，不安の増加，うつ傾向の増加がみられ，さらに扁桃体におけるセロトニン低下，縫線核におけるセロトニン前駆体の L-トリプトファンの低下がみられた．また，短日飼育によるセロトニン低下は，昼行性の哺乳類であるシマリスでも同様にみられた．短日飼育によるうつ様症状は，メラトニンの投与によって回復したことから，季節性うつ病に対するメラトニンを用いた治療戦略が有効な可能性が示唆さ

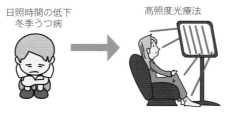

図1　冬季うつ病の概略図

れた．

　では，長日や短日飼育により，マウスの体内時計はどのように変化するのだろうか．中枢時計の神経発火の日内変動は，長日飼育により振幅が低下し，短日飼育により振幅増加する[3]．また，時計遺伝子発現リズムも同様で，中枢時計のそれぞれの細胞時計の時刻は，長日によってバラつき，短日によってまとまる．よって，日照時間は短いほど，中枢時計のリズム同調には効果的ではないかと考えられる．

鳥類や植物における季節性

　餌が豊富な春から夏に向けて仔が生まれるように，この時期に繁殖活動を行う動物が多い．例えば，鳥類は日が長くなる春に繁殖活動が盛んになる．このように，ある季節にのみ繁殖活動を行うことを季節性繁殖という．また，日の長さに応じた生理現象のことを，光周性と呼ぶ．季節性繁殖のメカニズムは，名古屋大学の吉村崇先生らがウズラやメダカ，マウスなどを用いて精力的に研究している．ウズラは日が長くなるに応じて，精巣が大きくなり，雌は卵を産むようになる．実験室で日の長さ（明期）を変え，ウズラの脳内変化を調べた結果，視床下部内側基底部（Mediobasal hypothalamus：MBH）で，DIO2という酵素が誘導され，甲状腺ホルモンが活性化し，精巣の発達を促すことがわかった[4]．また，面白いことに，この機構は哺乳類であるマウス，ラット，ハムスターなどでも存在し，メラトニン依存的に（長日ではメラトニン分泌が減少），甲状腺ホルモンの活性化，DIO2酵素の誘導が起きることがわかった（図2）[5]．

　一方，植物も光周性を示し，特に日長時間に応じて変化する花芽形成が有

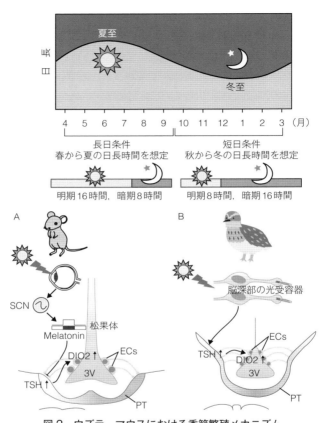

図2 ウズラ，マウスにおける季節繁殖メカニズム
日の長さを変えることで，実験室でも季節繁殖を再現可能．マウス，ウズラで長日に対する同様の反応が起きている．(Nakane et al., 2014[5])

名である．ただ，植物は夜の長さが重要となる．夜が長いと花芽を作る植物は短日植物，逆は長日植物となる．アサガオは夜が9時間より短いと花を咲かせる，長日植物である．この光周性を制御しているメカニズムはまだ完全にはわかっていないが，色素タンパク質であるフィトクロムが関与していることがわかっている．

🍵 Coffee Break

夏は子作りに適している？

　ヒトの場合季節性変動は少ないことが知られているが，詳しくみると変動しているものもあるようだ．パルマ大学病院による研究では，男性の精液の状態は季節による変動があり，精子の運動性能が最も高くなるのは，7月と8月であるという興味深い成果が出された[6]．つまり，この時期の子作りは成功しやすいということかもしれない．これは男性ホルモン（テストステロン）のレベルが季節によって変化していることに起因しているらしい．

文　献

1) Meesters Y and Gordijn MC: Seasonal affective disorder, winter type: current insights and treatment options. Psychol Res Behav Manag, 9: 317-327, 2016. doi:10.2147/PRBM.S114906
2) Otsuka T, Kawai M, Togo Y, et al.: Photoperiodic responses of depression-like behavior, the brain serotonergic system, and peripheral metabolism in laboratory mice. Psychoneuroendocrinology, 40: 37-47, 2014. doi:10.1016/j.psyneuen.2013.10.013
3) VanderLeest HT, Houben T, Michel S, et al.: Seasonal encoding by the circadian pacemaker of the SCN. Curr Biol, 17: 468-473, 2007. doi:10.1016/j.cub.2007.01.048
4) Nakao N, Ono H, Yamamura T, et al.: Thyrotrophin in the pars tuberalis triggers photoperiodic response. Nature, 452: 317-322, 2008. doi:10.1038/nature06738
5) Nakane Y and Yoshimura T: Universality and diversity in the signal transduction pathway that regulates seasonal reproduction in vertebrates. Front Neurosci, 8: 115, 2014. doi:10.3389/fnins.2014.00115
6) De Giorgi A, Volpi R, Tiseo R, et al.: Seasonal variation of human semen parameters: A retrospective study in Italy. Chronobiol Int, 32: 711-716, doi:10.3109/07420528.2015.1024315

Que 11 メラトニンは睡眠薬か,それとも体内時計の同調サプリか？

Ans

メラトニンは,中枢時計に直接作用し体内時計を調節する一方,睡眠機構にも作用し,睡眠潜時の短縮,ノンレム睡眠の増加を促す.メラトニンより半減期が長く,脳内の受容体に特異的に作用するメラトニン受容体アゴニストは,生理的な睡眠を促す新規の睡眠薬として成功している.一方,メラトニンサプリメントは,末梢臓器のメラトニン受容体にも作用する可能性は残るが,睡眠促進効果も多数報告されている.また,メラトニンは副作用が少なく,抗酸化作用,抗不安作用など,他の作用も報告されている.

メラトニンの体内時計への作用

中枢時計であるSCNには,メラトニン受容体1,2(MT1,2)が発現している.マウス実験において,SCNを含む培養脳スライスへのメラトニンの培地投与は,その投与時刻依存的に,SCNの神経発火のピーク時刻を変化させる[1].メラトニンがMT1,2に作用すると,その下流ではアデニル酸シクラーゼが阻害され,cAMPが減り,CREB経路が抑制される.グルタミン酸による光同調経路はCREBの活性化を介し,時計遺伝子 *Per1, 2* の発現にスイッチを入れる.メラトニンは,これらの経路を阻害することから,光刺激とは逆の位相反応曲線が描ける.つまり,暗期の始めの光刺激は体内時計を後退させるのに対し,同じタイミングのメラトニン投与は体内時計を前進させる.MT1,2それぞれのノックアウトマウスによる解析も行われたが,どちらがより体内時計同調に重要というわけではなく,どちらも機能しているようである.

メラトニンの睡眠への作用

夜眠る前に分泌が始まり,睡眠中に分泌ピークを迎えるメラトニンは,睡眠誘発ホルモンとして有名である.メラトニン投与による睡眠誘発作用は,

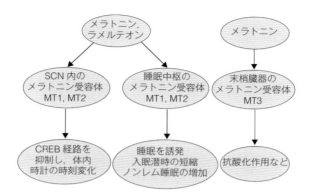

図1　メラトニンの生合成経路と作用機序
メラトニンやその受容体アゴニストであるラメルテオンの生体内での作用機序．

動物実験よりも臨床研究が多い．最近，MT2受容体特異的なアゴニスト（UCM765やIIK7）による研究が進み，睡眠作用はMT1よりもMT2の方が大事だと考えられている[2,3]．MT2は睡眠に重要な脳部位である視床網様核のGABAニューロンに多く発現しており，神経抑制作用を強めることで睡眠を誘導している可能性がある．メラトニン投与，MT2のアゴニスト投与，またはMT1/2特異的アゴニストであるラメルテオンの投与は，入眠潜時の短縮，ノンレム睡眠の増加をもたらすが，レム睡眠には効果がない．

その他，メラトニンの作用は多岐に渡り，脳内に発現するMT1，2への作用，肝臓や腎臓など末梢臓器に広く発現するMT3を介した抗酸化作用，また，抗不安作用，抗うつ作用なども報告されている（図1）．

メラトニン受容体アゴニストとメラトニンサプリメント

日本では販売許可されていないが，メラトニンサプリメントは欧米で沢山売られている．一方，日本では武田薬品工業が，MT1，2選択的アゴニストであるラメルテオン（商品名：ロゼレム）を2010年から販売している．その他世界では，持続放出型のメラトニン（商品名：Circadin，Neurim Pharmaceuticals）や，MT1，2アゴニストかつセロトニン2B,Cアンタゴニストであるアゴメラチン（商品名：Valdoxan，Servier Laboratories），MT1，2選択的アゴニストであるタシメルテオン（商品名：Hetlioz，Vanda

表1 メラトニン受容体アゴニスト一覧

化合物名	商品名	会社名	半減期
メラトニン			30分
持続放出型メラトニン	Circadin	Neurim	3.5〜4時間(terminal)
ラメルテオン	Rozerem	武田薬品	1〜2時間
アゴメラチン	Valdoxan	セルヴィエ社	1〜2時間
タシメルテオン	Hetlioz	バンダ製薬	2時間
TIK-301		テバ社	1時間

化合物名	効果
メラトニン	睡眠誘発,抗不安,抗うつ,抗酸化など
持続放出型メラトニン	メラトニンの半減期の短さに対応するための徐放剤
ラメルテオン	不眠症治療
アゴメラチン	ヨーロッパで,大うつ病に使用
タシメルテオン	非24時間睡眠覚醒症候群の治療
TIK-301	盲目の睡眠障害患者に使用.アゴメラチンよりも抗うつ作用は強い

Pharmaceuticals)などが欧州や米国などで認可されている(**表1**).

メラトニンは体内に入ると90%が肝臓ですぐに6ヒドロキシメラトニンに代謝されてしまう.よって,半減期は30分程と他の睡眠薬に比べて非常に短い.それに対し,ラメルテオンは最高血中濃度到達に0.75時間,半減期は1-2時間と少し長い.開発にあたり,猫とカニクイザルで入眠潜時の短縮,ノンレム睡眠の増加がみられている[4].また,夜行性のラットでは,活動開始の1時間前投与により,明暗シフトによる体内時計同調の促進効果がみられたことから,体内時計のリセット作用もある.臨床試験では,入眠潜時の短縮,ノンレム睡眠の増加がみられた.最大の売り文句は,「既存の睡眠薬であるベンゾジアゼピン系と異なり,ふらつきが少なく,自然な眠りを誘導し,体内時計にも作用する新規の睡眠薬」ということになる.特に高齢者の不眠症に効果がよくみられた.高齢者は加齢に伴い,運動機能が低下し,メラトニン産生が低下することがわかっている.一方で高齢者ではメラトニン代謝のスピードも落ちており,メラトニン受容体作動薬がより効果的に作用した可能性がある.

Que11 メラトニンは睡眠薬か,それとも体内時計の同調サプリか？

☕ Coffee Break
C57BL/6 マウスはメラトニンを分泌しない？！

　夜行性のマウスを用いたメラトニン研究は難しい．一番の理由は，マウスのメラトニン分泌ピークが，暗期の活動開始時刻付近だからだろう．マウスにメラトニンを投与すると，眠るどころか覚醒作用をもたらす．よって，マウスとヒトでは睡眠に対するメラトニンの効果は真逆なのである．さらに，研究でよく使われる C57BL/6 系統のマウスは，メラトニン合成酵素（HIOMT）に変異があり，メラトニンを合成できない（メラトニン受容体は発現・機能している）．よって，マウスでメラトニン分泌などの研究をする場合は，C3H マウスなどのメラトニンを産生する系統を用いる必要がある．また，面白いことに，メラトニン欠損はオスの性成熟を早めるという報告がある[5]．この報告によると，C57BL/6 マウスは実験施設で何十年も交配されてきた過程で，生産効率の高いマウス（メラトニン欠損マウス）がより選別されてきたのではないかと考察している．

文　献

1) Kandalepas PC, Mitchell JW, Gillette MU: Melatonin Signal Transduction Pathways Require E-Box-Mediated Transcription of Per1 and Per2 to Reset the SCN Clock at Dusk. PloS one, 11: e0157824, 2016. doi:10.1371/journal.pone.0157824
2) Emet M, Ozcan H, Ozel L, et al.: A Review of Melatonin, Its Receptors and Drugs. Eurasian J Med, 48: 135–141, 2016. doi:10.5152/eurasianjmed.2015.0267
3) Comai S and Gobbi G: Unveiling the role of melatonin MT2 receptors in sleep, anxiety and other neuropsychiatric diseases: a novel target in psychopharmacology. J Psychiatry Neurosci, 39: 6–21, 2014. doi:10.1503/jpn.130009
4) Miyamoto M: Pharmacology of ramelteon, a selective MT1/MT2 receptor agonist: a novel therapeutic drug for sleep disorders. CNS Neurosci Ther, 15: 32–51, 2009. doi:10.1111/j.1755-5949.2008.00066.x
5) Kasahara T, Abe K, Mekada K, et al.: Genetic variation of melatonin productivity in laboratory mice under domestication. Proc Natl Acad Sci USA, 107: 6412–6417, 2010. doi:10.1073/pnas.0914399107

Que 12 体内時計の同調と朝ごはん・夕ごはんの役割とは？

食事は，体内時計同調因子として強力なパワーを持つ．しかし同じ食事でも，朝ごはんは体内時計を早め，夕ごはんは体内時計を遅らせる．つまり，体内時計の時刻を整えるためには，食事のタイミング（1日のうち何時に？）を考えることが重要である．また，夜食は体内時計を遅らせるとともに，肥満を誘導する．ヒトの体内時計は24時間よりも長いので，朝食で体内時計を前進させる方がよいだろう．

食事同調とは

　生物にとって「食べる」という行為は生きていく上で必須であり，食物の確保は生活における最重要課題である．マウスにおいても同様であり，1日のうちのある時刻だけ食餌がもらえる環境におくと，マウスはその時刻を記憶することができる[1]．つまり，図1に示すように，夜行性のマウスに，給餌装置を用い，明期の真ん中4時間のみ餌が食べれる環境（制限給餌と呼ぶ）で飼育する．すると飼育3-5日程度で，マウスは食餌時刻の2-3時間前に活動するようになる．これを食餌の「予期行動」と呼ぶ．マウスは食餌時刻を何らかの形で認識し，その時刻が近づくと餌を探し出すのである．この予期行動に関する研究は1980年代から盛んに研究されている．特に重要なことは，体内時計の中枢であるSCNを除去し，睡眠覚醒リズムが消失したマウスでさえも，この予期行動がみられるということである．この事実から，SCNに似た第2の中枢時計（腹時計）があるのではないかと多くの研究者が様々な手法で研究したが，そのような神経核や組織は現在のところみつかっていない．現在の認識では，摂食や情動にかかわるいくつかの神経核や神経伝達物質によるネットワークが重要であること，時計遺伝子が何らかの関与をしていること，SCNはこの行動を抑制的に制御していることなどがわかっ

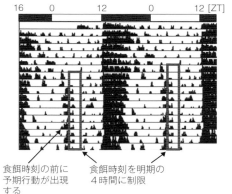
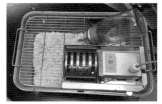
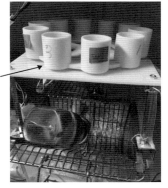

図1 食餌制限によるマウスの行動変化と給餌装置の例
（左）マウスの食餌を自由摂食から明期の 4 時間（枠）に固定した際の活動リズムの変化．食餌時刻の直前に活動が増え，暗期の行動は逆に減っているのが分かる．（右）筆者らの研究室で使用している給餌装置の写真．上は給餌時刻のみを，下は給餌時刻と給餌量を同時に制御できる．

ている．

　制限給餌下では，SCN の時計遺伝子発現には変化がみられないのに対し，肝臓や腎臓などの末梢臓器，さらに大脳皮質，小脳など SCN 以外の脳部位では時計遺伝子の発現ピーク時刻が 3-6 時間程度変化する[2,3]．つまり SCN 以外の末梢時計は，食餌刺激に対し時刻同調（リセット）する．さらに肝臓などでは，時計遺伝子の下流遺伝子である代謝関連遺伝子の発現日内変動も同様に位相変化する．また，体温やコルチコステロン分泌の日内変動も，同

様に食餌時刻に合わせて位相変化する．よって，制限給餌による体内時計の食餌同調は，SCNを除く多くの末梢時計で起こる．

食餌タイミングと末梢時計の時刻変化

体内時計の同調因子を理解するためには，位相反応曲線（Phase response curve：PRC）を描く必要がある（図２）．同じ食事でも朝ごはんと夕ごはんでは，体内時計の応答が異なるからである．位相反応曲線とは，同調因子に対して，体内時計の時刻がどれだけ変化したかを，同調因子の刺激タイミングとともにプロットした図のことである．マウスの食餌時刻を，明期の始め，中間，終わり，暗期の始め，中間，終わり，と異なるタイミングでそれぞれ飼育し，体内時計の指標として例えば肝臓の時計遺伝子発現リズムを見たとする．図２のように，明期始めの食餌は時刻の大きな前進（グラフでは前進は上向きにプロット）がみられたのに対し，暗期の終わりの食餌は時刻の後退がみられた（グラフでは下向きにプロット）．ここで，マウスの活動期始め，つまり暗期の始めが朝ごはんと考え，暗期の終わりは夕ごはんと定義できる．つまり，朝ごはんは少し前進作用，夕ごはんは後退作用を示したことになる．ここで，ヒトの体内時計が24時間よりも少し長いことを考えると，朝ごはんによる前進効果は，ヒトの時計を毎日24時間に合わせる作用として都合がよくなる．反対に夕ごはんはヒトの時計をさらに24時間より遅らせる可能性がある．しかし，これは動物実験の結果であり，実際にヒトでも同じかはまだわかっていない．マウスの活動時間は12時間だが，ヒトは15-18時間くらいであり，さらに活動時刻が明期であることを考慮する必要があるだろう．

夕～夜食による肥満

マウスの朝夕または晩の食餌量を固定して飼育し，体重変化を調べた研究がある．朝に高脂肪食・夕に普通食の群，または朝に普通食・夕に高脂肪食の群を作り飼育した[4]．その結果，夕に高脂肪食を与えた群の方が，体重増加が有意に大きく，それに伴い，脂肪増加，耐糖能の低下，高インスリン血症，高トリグリセリド血症がみられた．一方，暗期のみ，または明期のみに食餌を与えて飼育したラットでも，暗期のみ食餌を与えた群で同様の変化がみられた[5]．これらの結果から，夕～夜食の摂取は，朝食に比べて脂肪蓄積

Que12 体内時計の同調と朝ごはん・夕ごはんの役割とは？

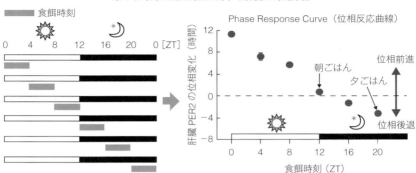

図2 食餌刺激に対する末梢時計の位相反応曲線
（左）実験スケジュール．1日ある4時間のみの食餌で2週間以上マウスを飼育し，肝臓のPER2の日内リズムを調べ，ピーク時刻の変化を自由摂食群の値と比較．（右）位相反応曲線．横軸に食餌の時刻，縦軸にPER2のピーク時刻の変化をプロット．

に向かいやすいことがわかる．また，Que3で説明した通り，夜食の時間帯は*Bmal1*の発現量が高く，脂肪蓄積が亢進しているからでもある．一方で，上述のように夕～夜食のみの食餌制限は，中枢時計と末梢時計に時差ボケを生み出し，それが原因で肥満亢進した可能性もある（Que7参照）．

文献

1) Tahara Y and Shibata S: Chronobiology and nutrition. Neuroscience, 253: 78-88, 2013. doi:10.1016/j.neuroscience.2013.08.049
2) Hara R, Wan K, Wakamatsu H, et al.: Restricted feeding entrains liver clock without participation of the suprachiasmatic nucleus. Genes Cells, 6: 269-278, 2001.
3) Damiola F, Le Minh N, Preitner N, et al.: Restricted feeding uncouples circadian oscillators in peripheral tissues from the central pacemaker in the suprachiasmatic nucleus. Genes Dev, 14: 2950-2961, 2000.
4) Bray MS, Tsai JY, Villegas-Montoya C, et al.: Time-of-day-dependent dietary fat consumption influences multiple cardiometabolic syndrome parameters in mice. Int J Obes (Lond), 34: 1589-1598, 2010. doi:10.1038/ijo.2010.63
5) Arble DM, Bass J, Laposky AD, et al.: Circadian timing of food intake contributes to weight gain. Obesity (Silver Spring), 17: 2100-2102, 2009. doi:10.1038/oby.2009.264

Que 13 体内時計の同調を起こす朝ごはんの内容とは？

Ans

体内時計を同調させやすい食事は，インスリン分泌を促す炭水化物や，DHA/EPAなどのインスリン機能を高める栄養素の摂取がいい．また，食前に十分な絶食時間が空くことで，食による同調効果はさらに強くなる．

絶食，再給餌による体内時計応答

 食による体内時計同調のメカニズムを理解することで，どのような食事がより体内時計に効果的かどうか明らかにすることができる．まず，近年の実験動物を用いた研究から，絶食中，または食後の生体内変化が，末梢臓器の体内時計にダイレクトに作用していることがわかってきたので，ここで紹介する（図1）．

 絶食中は肝臓内の糖質（グリコーゲン）や脂質（脂肪酸）の分解が進み，血中の遊離脂肪酸が上昇する．遊離脂肪酸は肝臓におけるPPAR αを活性化し，それにより時計遺伝子である*Rev-erb α*のプロモーターにあるPPRE（PPAR response element）のスイッチが入り，*Rev-erb α*の発現上昇が起こる[1]．また，絶食により血中のグルカゴン濃度も上昇し，グルカゴンは肝臓のcAMP/PKAを活性化，最終的にCREBの転写活性を引き起こす．CREBはCREサイトを介して時計遺伝子*Per1, 2*の発現上昇を起こす．また，CREBはNAMPTとSIRT1にあるCREサイトにも結合し，これらの発現を上げる．SIRT1は長寿遺伝子として知られているが，ヒストン脱アセチル化酵素として分子時計にも影響を与えていることがわかっている（Que6参照）．さらにNADの変化に合わせてPARP-1が活性化するが，PARP-1はCLOCKに結合することも報告されている．PARP-1のノックアウトマウスでは，食餌による体内時計の同調に遅れがみられることもわかっている．絶食後の再給餌刺激は，遊離脂肪酸やグルカゴンの濃度低下を起こし，これらの変化を逆に

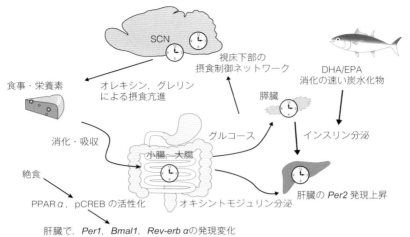

図1 絶食・再給餌による体内時計の応答
絶食中のPPARα，pCREBの活性化，または食後のインスリン・オキシントモジュリンの分泌は，肝臓などの末梢時計の時計遺伝子発現リズムを直接変化させる．

戻す．一方，絶食や運動により活性化されるエナジーセンサーのAMPKも概日時計とのかかわりが報告されている．絶食や血糖低下に伴い活性化したAMPKは，核内でCRY1をリン酸化しタンパク質分解へと導く．これにより体内時計の周期が延長することがわかっている．よって，絶食シグナルはRev-erb αや$Per1$のmRNA量を増やし，NAD経路，AMPK経路を活性化させて，体内時計を動かす．

また再給餌後には，血糖の増加に伴い，膵臓のβ細胞からインスリンが分泌し，肝臓では血中のインスリン濃度依存的に$Per2$の発現上昇が起こる[2]．この応答はインスリン受容体の下流であるPI3K経路とMAPK経路の両方により起きることがわかっている．また，インスリンは培養繊維芽細胞でも同様の効果をもたらすが，肺や心臓といった組織は応答せず，これらの組織では再給餌による$Per2$の発現上昇は起きない．また，プログルカゴンが分解されてできるオキシントモジュリンも，食後に腸管から分泌され，肝臓の$Per2$発現を増加させることが報告されている[3]．よって，食後のインスリンやオキシントモジュリンは肝臓の時計を動かす要素である．

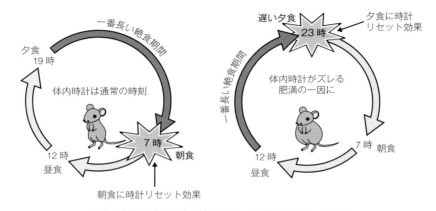

図2 夜遅い食事は朝ご飯のリセット効果を消失させる
（左）一般的な1日3食のタイミングでマウスを飼育した場合．（右）現代社会に合わせて夕食を遅らせて飼育した場合．絶食時間が長く空いた後の食事に時計リセットが大きいことから，左では朝食に，右では夕食にリセット効果が高まる．

インスリン経路から考える朝食の内容

　上述の通り，食後のインスリン分泌に伴い，肝臓の時計遺伝子がリセットすることから，これらをターゲットに朝食のリセット効果を高める方法を，筆者らが検討したので紹介する．まず，炭水化物であるコーンスターチの形状の違いが食餌同調に与える影響を調べた．その結果，消化が速く，血糖値上昇の大きい順に（お米＞じゃがいも＞とうもろこし），体内時計の同調効果が大きいことがわかった．さらに，魚油に含まれるオメガ3脂肪酸のDHAやEPAも体内時計リセットに効果的であることを発見した[4]．DHA/EPAはGPR120を介して腸管からGLP-1などのインクレチンを分泌し，膵臓のβ細胞に作用してインスリン分泌を促進する．これにより食餌による体内時計リセット効果が強まったことがわかった．また，L-オルニチンの摂取は，インスリン分泌を促進し，肝臓の *Per2* 発現を促し，体内時計の位相変化を起こすことも報告した．よって，1つのシグナル経路解明により，体内時計に良い食事内容が検討できた良い例を示すことができた．

絶食時間と食餌同調

　マウスの1日の摂食量を少し減らすことで，マウスの食餌時刻をある程度

Que13 体内時計の同調を起こす朝ごはんの内容とは？

制御することができる．食餌時刻と食餌量の両方をコントロールできる機械を作製し（Que12の図1参照），筆者らはマウスに1日3食というヒトに近い食生活を実践させ，体内時計の変化を調べた[5]．図2のように朝，昼，夕食を「7時，12時，19時」にした場合と，「7時，12時，23時」にした場合を比べた結果，それぞれで肝臓の時計の時刻が異なった．さらに色々な食餌パターンを解析した結果，結論として絶食時間が長い後の食餌に，体内時計が引っ張られやすいことがわかった．つまり，「7時，12時，19時」の場合は7時の朝食が，「7時，12時，23時」の場合は23時が長い絶食後の食餌となり，時計同調パワーが大きかった．よって，夕ごはんを遅く食べることは，朝ごはんによる時計リセット効果を弱めてしまうことになり，さらに体内時計の乱れによる肥満誘導を加速してしまう．

文　献
1) Atger F, Gobet C, Marquis J, et al.: Circadian and feeding rhythms differentially affect rhythmic mRNA transcription and translation in mouse liver. Proc Natl Acad Sci USA, 112: E6579-6588, 2015. doi:10.1073/pnas.1515308112
2) Tahara Y, Otsuka M, Fuse Y, Hirao A, Shibata S: Refeeding after fasting elicits insulin-dependent regulation of Per2 and Rev-erb α with shifts in the liver clock. J Biol Rhythms, 26: 230-240, 2011. doi:10.1177/0748730411405958
3) Landgraf D, Tsang AH, Leliavski A, et al.: Oxyntomodulin regulates resetting of the liver circadian clock by food. Elife, 4: e06253, 2015. doi:10.7554/eLife.06253
4) Furutani A, Ikeda Y, Itokawa M, et al.: Fish Oil Accelerates Diet-Induced Entrainment of the Mouse Peripheral Clock via GPR120. PloS one, 10: e0132472, 2015. doi:10.1371/journal.pone.0132472
5) Kuroda H, Tahara Y, Saito K, Ohnishi N, Kubo Y, Seo Y, Otsuka M, Fuse Y, Ohura Y, Hirao A, Shibata S: Meal frequency patterns determine the phase of mouse peripheral circadian clocks. 2012. Sci Rep, 2: 711, doi:10.1038/srep00711

Que 14 血糖・インスリン反応からみた朝ごはんと夕ごはんの違いはなにか？

A_{ns}

朝ごはんに比べて夕ごはんの方が，高血糖が続きやすい．朝の方がインスリン分泌は高く，これは膵臓β細胞内にある体内時計が制御している．

朝夕の食後血糖値推移

ヒト試験において，食後の血糖値推移に対する体内時計の影響を調べた研究を紹介する．ハーバード大学のMorrisらは，20-49歳の健常な男女14人をリクルートし，実験施設内で生活をさせながら食後の血中成分をモニターした（図1）[1]．実験スケジュールは，通常の生活パターンにおける朝夕ごはんの測定と，さらに生活を真逆に反転して直後1-3日間の朝夕ごはんの測定を行っている．ヒトの体内時計が新しい反転した時刻に合うのには，1-2週間はかかるので，後半の実験は時差ボケ状態で測定していることになる．結果は，朝食よりも夕食の方が，血糖値が上がりやすかった．これは，時差ボケ中も同様であった．つまり，生活リズムを無理矢理逆転しても，これまで夕食だった時間帯に血糖値が高くなった．よって，食後の血糖変化は，生活リズムそのものよりも体内時計の制御が強いことになる．これらの結果は，夜の方がインスリンの分泌が27%減少していたため起こった．また，時差ボケ状態だと，通常に比べ，インスリン分泌の2相目のピークが高いにもかかわらず，血糖値は6%高かった．つまり，時差ボケによりインスリン抵抗性が低下したことになる．

Bandinらは，昼食を遅らせた場合の血糖変化について報告している[2]．昼食を13時に食べた場合と16時半に食べた場合を比較した結果，遅く食べた方が食後の血糖値上昇が大きく，さらに食後の体温上昇が小さく，コルチゾールの分泌も低かった．よって，やはり昼よりも夕方の食事の方が，血糖値が上がりやすい．

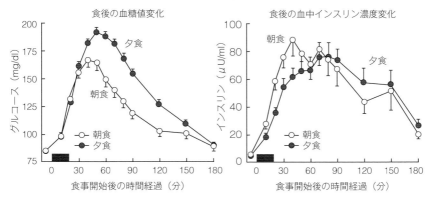

図1 朝食・夕食後の血糖値と血中インスリン濃度の変化
朝食は夕食に比べ，インスリンの分泌が多く，血糖値の上昇が小さいことがわかる（通常の生活パターンにおけるデータ）．(Morris et al., 2015[1]より引用改変)

空腹時血糖の日内変動

ob/ob（肥満による2型糖尿病モデル）マウスを暗期（活動期）始めから絶食させて，その後24時間の血糖値変化を調べた結果，次の暗期始めに血糖値が最大を示した[3]．次に明期始めから絶食を開始して調べた結果，それでも暗期の始めに血糖値が最大になった．よって，暗期（活動期）の始めは絶食時間にかかわらず，空腹時血糖が高くなる．さらに，明期の制限給餌を行うことで末梢時計を反転させながら，空腹時血糖を調べた結果，今度は明期始めに最大になった．よって，空腹時血糖は末梢時計によって制御されていることになる．糖尿病患者では，早朝，空腹時血糖の上昇がみられるが，これを「暁（あかつき）現象」と呼ぶ．寝ている間は血糖値のコントロールが難しいので，暁現象への対処は問題となる．上述のマウスによる実験も，活動期始めに血糖値が上がることから，マウスにおける朝でも暁現象が捉えられたといえる．この論文ではさらに，肝臓の*Bmal1*特異的KOマウスではこの暁現象がみられなかったと報告している．つまり，肝臓で体内時計によって制御された糖吸収・糖新生の日内変動が，この暁現象を起こしているのではないかと結論づけられる．また，これまでは，暁現象は夜間の成長ホルモン分泌によるインスリン作用（肝臓における糖吸収）の阻害によるものと考

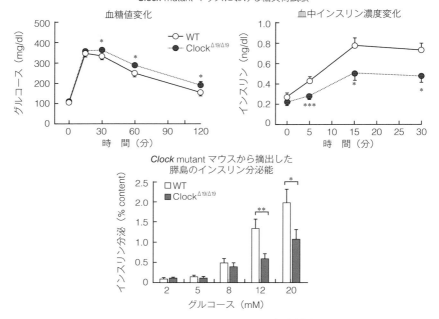

図2　Clock mutant マウスのβ細胞機能
（左上）Clock mutant マウスにおける耐糖試験の血糖値変化．（右上）耐糖試験における血中インスリン濃度の変化．（下）摘出β細胞におけるグルコース負荷によるインスリン分泌．*$p<0.05$, **$p<0.01$, ***$p<0.001$．（Marcheva et al., 2010[4]）より引用改変）

えられてきた．しかし成長ホルモンの分泌阻害剤（オクトレオチド）を投与しても，暁現象が阻害できなかったことから，成長ホルモンによる作用よりも，肝臓における糖吸収・糖新生の日内変動の方が重要ではないかと考えられた．

β細胞におけるインスリン分泌の日内変動

　上述の朝夕の食後血糖変化は，膵臓のβ細胞にある体内時計によって制御されていることがマウスを使った実験で明らかになっている．まず，Clock mutant マウスは糖負荷試験で血糖上昇がWTに比べて高く，その時のインスリン分泌量は少ない（図2）[4]．これはClock mutant マウスのβ細胞の数自体が減少していることによることから，成長の段階で変化があると考えら

れた.しかし,大人になったマウスの β 細胞で特異的に *Bmal1* を KO しても,インスリン分泌の低下がみられたことから, β 細胞の数だけではなく細胞機能も体内時計制御下にあると考えられた.

また,暗期は明期に比べ耐糖能がよく,インスリン分泌も高い日内リズムを示す.*Clock* mutant マウスや *Bmal1* KO マウスではこれらの日内変動は消失している.これらのリズムは,β 細胞内におけるグルコーストランスポーターや電位依存性 Ca^{2+} チャネル,またはこれらの下流シグナル因子,脱顆粒関連因子などに体内時計による制御があることで起こる.

朝型,夜型の影響

47-59 歳の男女 1,620 人を調査した韓国のコホート研究を紹介する[5].Morningness-Eveningness Questionnaire(朝型夜型質問紙)を用いて,クロノタイプを調べた結果,29.6% が朝型,64.5% が中間型,5.9% が夜型と分類された.さらに朝型と夜型の群を比較した結果,夜型は糖尿病,メタボリックシンドローム,サルコペニアの罹患率が高いことがわかった.また,睡眠時間には群間で差が無かったものの,夜型では睡眠の質が低下し,さらに不眠症の割合が高かった.夜型群は,運動習慣が少なく,喫煙率は高かった.よって,夜型はこれらの疾患の罹患率を上げる要因になることがわかった.

文献

1) Morris CJ, Yang JN, Garcia JI, et al.: Endogenous circadian system and circadian misalignment impact glucose tolerance via separate mechanisms in humans. Proc Natl Acad Sci USA, 112: E2225-2234, 2015. doi:10.1073/pnas.1418955112
2) Bandín C, Scheer FA, Luque AJ, et al.: Meal timing affects glucose tolerance, substrate oxidation and circadian-related variables: A randomized, crossover trial. Int J Obes (Lond), 39: 828-833, 2015. doi:10.1038/ijo.2014.182
3) Ando H, Ushijima K, Shimba S, et al.: Daily Fasting Blood Glucose Rhythm in Male Mice: A Role of the Circadian Clock in the Liver. Endocrinology, 157: 463-469, 2016. doi:10.1210/en.2015-1376
4) Marcheva B, Ramsey KM, Buhr ED, et al.: Disruption of the clock components CLOCK and BMAL1 leads to hypoinsulinaemia and diabetes. Nature, 466: 627-631, 2010. doi:10.1038/nature09253
5) Yu JH, Yun CH, Ahn JH, et al.: Evening chronotype is associated with metabolic disorders and body composition in middle-aged adults. J Clin Endocrinol Metab, 100: 1494-1502, 2015. doi: 10.1210/jc.2014-3754

Que 15 体内時計の同調に寄与する機能性食材とは？

Ans

体内時計の位相や周期を変える機能性食材の報告が近年増えてきている．例えば，カフェイン，フラボノイドなどがそれにあたる．このような効果の探索は，培養細胞や実験動物における発光レポーター測定により比較的簡便に行える．

これまでに報告された機能性食材

- カフェイン…培養細胞，培養組織切片，動物実験それぞれにおいて，慢性的なカフェイン摂取により体内時計周期延長効果と振幅増大効果が報告されている．また，カフェインの単回投与は体内時計の位相も変化させる．
- レスベラトロール…ワインポリフェノールなどに含まれる．長寿遺伝子かつ時計遺伝子である SIRT1 を活性化することで，線維芽細胞において *Bmal1*，*Per1*，*Per2* の発現を一時的に濃度依存的に増加させることが報告されている[1]．
- アミノ酸 MIX…炭水化物とタンパク質の同時摂取が体内時計リセットに効果的であることを筆者らがマウス実験で報告している[2]．また，必須アミノ酸 MIX とグルコースの同時投与で，マウス肝臓における時計遺伝子の一過性の発現変化が起きることも報告されている．
- ノビレチン…シークヮーサーなどの柑橘類に含まれるフラボノイド．抗認知症効果，抗肥満効果の報告もある．培養細胞への慢性投与は，時計遺伝子発現リズムの周期延長作用，振幅増大作用を示す．また，一過性の培地への投与は，投与時刻依存的に時計遺伝子発現リズムの位相を変化させる（図1）[6]．核内受容体である ROR のアゴニスト作用を介して体内時計を変化させる．また，肥満による体内時計の振幅低下作用をノビレチンが抑制したという報告がある[3]．

62

- ハルミン…パッションフルーツに含まれるハルミンが,培養細胞において体内時計周期延長作用を示すことが報告されている.周期延長作用を示す化合物は,同時に振幅低下作用を示すことが多いが,ハルミンは振幅を下げずに周期延長作用を示す.
- DHA/EPA,L-オルニチン…Que13で述べた通り,インスリン分泌促進効果を介して末梢時計の時刻同調に寄与することがわかっている.
- タウリン…高脂肪食摂取による肥満モデルにおいて,タウリンの同時摂取が,抗肥満効果と共に膵島細胞における時計遺伝子の振幅低下を抑制したという報告がある.タウリンはインスリン分泌を促進することから,上述のL-オルニチンと同様の作用が期待できるが,まだ報告はない.
- ケトン食…炭水化物を極端に減らし,脂肪分の摂取を増やすことで,ケトン体産生を促し,抗肥満効果を示す.マウスにケトン食を与えることで,体内時計の周期が短縮し,体内時計の時刻が前進することが報告されている[4].
- 高塩分食…マウスに高塩分食を摂取させると,2-4週間ほどで末梢時計の時刻が前進することが報告されている.腸管におけるトランスポーターの変化による糖吸収の変化が寄与している可能性がある.
- 生薬…筆者らの研究室で,40種類の生薬(漢方薬の成分)を用いてスクリーニングを行い,猪苓(ちょれい)と柴胡(さいこ)という2つの生薬が体内時計の位相シフト効果を示すことを明らかにした.猪苓はチョレイマイタケの菌核で,利尿効果や泌尿器系疾患の改善効果を持つ.また,柴胡はセリ科の植物で,解熱,消炎・鎮痛作用を持つ.

ルシフェラーゼアッセイによる機能性食材の探索方法

時計遺伝子の*Per1*,*Per2*,*Bmal1*などのプロモーター領域を,ホタル*Luciferase*遺伝子に繋いだDNAプラスミドを導入した細胞やマウスを用意することで,これらの遺伝子の転写を発光として測定できる.また,*Per2*遺伝子下流に*Luciferase*遺伝子をノックインしたPER2::LUC knock-inマウスも汎用されている[5].こちらはPER2::LUCIFERASEの融合タンパク質ができるため,タンパク質量をモニターしていると考えられる.これらの細胞や組織を培養し,培地に発光基質であるLuciferinを入れることで発光が経

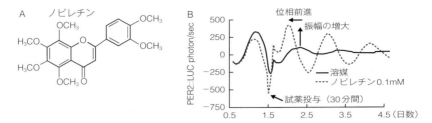

図1 ノビレチンによる体内時計への作用
(A) ノビレチンの化学構造式，(B) ノビレチンの一過性の投与による細胞 PER2::LUC 発光リズムの位相前進と振幅増加．(Shinozaki et al., 2017[6])より引用改変)

時的に追える．測定は，Actimetrics 社の Lumicycle や，ATTO 社の Kronos といった光電子増倍管を搭載した長期発光測定装置を用いる（図2）．最近では，96 ウェルプレートでの同時測定系なども開発されており，スクリーニングは簡便になりつつある．培養細胞は，デキサメサゾンで1-2 時間刺激後（同調刺激），培地交換をして装置に入れる．その際に培地に化合物を入れることで慢性刺激となり，周期変化と振幅変化を追える．また，培養途中の特定タイミングで化合物を投与することで，その後の位相変化や振幅変化も解析できる（図1）．その際，温度変化や培地変化による偽刺激が入りやすいのでコツが必要となる．また，前述（Que12）の PRC（位相反応曲線）を考えると，刺激のタイミングは少なくとも 24 時間のうち 4 ポイントは設定すべきである．また，肝臓や SCN などの組織を培養することも可能であり，SCN の場合は CCD カメラを用いた単一細胞イメージングも行われている（Que37 参照）．マウスを用いた発光測定系は，in vivo imaging 装置を用いることで簡便に行える．例えば，PER2::LUC マウスを 4 時間おきに麻酔し，ルシフェリン投与後にイメージングする作業を繰り返すことで，発光リズムが得られることを筆者らは報告している．この方法を用い，マウス個体への化合物投与による発光リズムの位相変化や振幅変化を比べることができる．

文　献

1) Oike H and Kobori M: Resveratrol regulates circadian clock genes in Rat-1 fibroblast cells. Biosci Biotechnol Biochem, 72: 3038–3040, 2008. doi:10.1271/bbb.80426
2) Hirao A, Tahara Y, Kimura I, Shibata S: A balanced diet is necessary for proper

Que15 体内時計の同調に寄与する機能性食材とは？

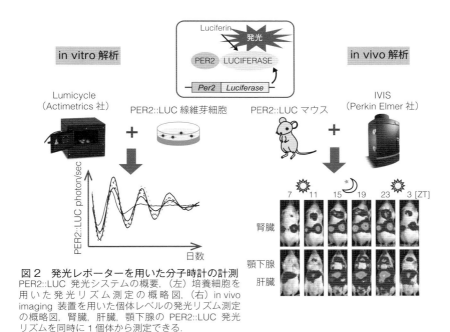

図2 発光レポーターを用いた分子時計の計測
PER2::LUC 発光システムの概要．（左）培養細胞を用いた発光リズム測定の概略図．（右）in vivo imaging 装置を用いた個体レベルの発光リズム測定の概略図．腎臓，肝臓，顎下腺の PER2::LUC 発光リズムを同時に1個体から測定できる．

entrainment signals of the mouse liver clock. PLoS One, 4: e6909, 2009. doi:10.1371/journal.pone.0006909
3) He B, Nohara K, Park N, et al.: The Small Molecule Nobiletin Targets the Molecular Oscillator to Enhance Circadian Rhythms and Protect against Metabolic Syndrome. Cell Metab, 23: 610–621, 2016. doi:10.1016/j.cmet.2016.03.007
4) Oishi K, Uchida D, Ohkura N, et al.: Ketogenic diet disrupts the circadian clock and increases hypofibrinolytic risk by inducing expression of plasminogen activator inhibitor-1. Arterioscler Thromb Vasc Biol, 29: 1571–1577, 2009. doi: 10.1161/ATVBAHA.109.190140
5) Yoo OJ, Menaker M, Takahashi JS, et al.: PERIOD2::LUCIFERASE real-time reporting of circadian dynamics reveals persistent circadian oscillations in mouse peripheral tissues. Proc Natl Acad Sci USA, 101: 5339–5346, 2004. doi:10.1073/pnas.0308709101
6) Shinozaki A, Misawa K, Ikeda Y, Haraguchi A, Kamagata M, Tahara Y, Shibata S: Potent Effects of Flavonoid Nobiletin on Amplitude, Period, and Phase of the Circadian Clock Rhythm in PER2::LUCIFERASE Mouse Embryonic Fibroblasts. PLoS One, 12 (2):e0170904. 2017 doi: 10.1371/journal.pone.0170904. eCollection 2017.

Que 16 カフェインの体内時計や肥満における作用とは？

Ans

カフェインは，体内時計の周期延長効果，振幅増大効果，時刻同調効果を持つ強力な化合物である．また，カフェイン水またはコーヒーの飲水投与では，末梢時計のみならず，中枢時計にも作用することが動物実験で明らかになっている．

周期延長と振幅増大作用

カフェイン，またはコーヒーの飲水投与は，恒暗条件下におけるマウスの睡眠-覚醒リズムの周期を延長する（図1）[1]．また，培地へのカフェイン投与も，培養細胞の時計遺伝子発現リズムの周期延長効果を示す．SCN や肝臓の組織培養でも，同様の効果がみられる．よって，カフェインの摂取は体内時計の中枢に直接作用し，体内時計の周期延長効果を示す，強力な体内時計作用化合物であるといえる．また，哺乳類だけではなく，アカパンカビやショウジョウバエでも同様の体内時計への効果が報告されている[2]．

マウス由来の線維芽細胞（MEF）を用いた実験で筆者らが，またはヒト骨肉腫細胞（U2OS 細胞）を用いた実験で Burke らが，カフェインの作用メカニズムについて調べている[3,4]．カフェインは，ホスホジエステラーゼ阻害作用による cAMP 増加，アデノシン受容体拮抗作用による cAMP シグナル経路の変化，リアノジン受容体結合による細胞内カルシウムストア放出作用を持ち，覚醒作用，利尿作用，平滑筋弛緩作用などの薬理作用を示す．まず，ホスホジエステラーゼ阻害剤による cAMP 増加，または cAMP アナログの培地投与は，体内時計の周期を延長し，カフェインと同様の効果を示した．しかし，cAMP 経路の阻害はカフェインの周期延長効果を阻害できなかった．一方，アデノシン受容体を siRNA で発現抑制すると，カフェインの周期延長効果が抑制された．よって，カフェインによる cAMP 増加が，体内時計

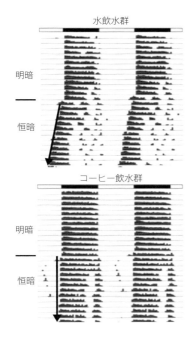
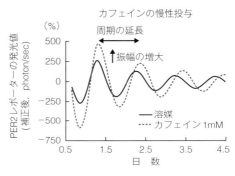

図1 カフェインによる体内時計の周期延長と振幅増加
（左）水，またはコーヒーを自由飲水させた時のマウス活動リズム．途中から恒暗条件下（DD）で飼育することで，活動のフリーラン周期を調べている．コーヒー群は水群に比べ，周期が延長しているのがわかる（Oike et al., 2011[1]）．（右）カフェインによる培養細胞の時計振幅増大，周期延長効果．（Narishige et al., 2014[3]）

の周期延長にかかわっているが，その作用機序は複雑であり，アデノシン受容体も関与しているだろう．

　カフェインの細胞への投与は，時計遺伝子発現リズムの周期延長作用とともに，振幅も有意に増大させた．一般的に，振幅の増加は体内時計のメリハリを強めると考えられる．振幅の増加は，細胞間の時計の時刻を揃えた（同調させた）結果であり，その逆で振幅の低下は細胞間の時刻がバラバラになり，メリハリが無くなったといえる．また，振幅の低下は，細胞の状態が悪化することでも容易に起こり得る．カフェインによる振幅増加に関しては，筆者らの実験では，cAMPの増加，細胞内カルシウムの増加，どちらも関与していることがわかった．

カフェインの体内時計同調作用

　慢性的なカフェイン摂取は，体内時計の周期を延長させ，遅れがちな体内時計を作る．それに対し，MEFに一過性にカフェインを投与すると，投与

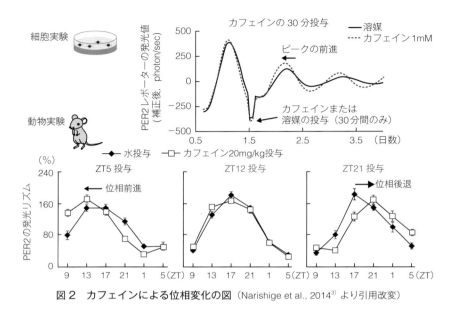

図2 カフェインによる位相変化の図（Narishige et al., 2014[3])より引用改変）

時刻に依存したリズムの位相変動が起こる．一方で，マウスに，非活動期の真ん中（ZT5）に3日間連続でカフェインを投与した結果，腎臓や肝臓の時計遺伝子 *Per2* の発現ピーク時刻が2-4時間前進した（図2下段)[3]．一方，活動期始め（ZT12）の投与では末梢時計に変化はみられず，活動期終わり（ZT21）の投与は末梢時計を約4時間後退させた．よって，夜中から早朝のカフェインは体内時計を前進し，夕方のカフェインは体内時計を後退させる効果がある．同様の結果はヒトでも報告されている[4]．被験者を集め，普段寝る3時間前にエスプレッソ2杯分のカフェインが入ったカプセルを飲ませ，その後の唾液中のメラトニン濃度を測り，メラトニンのオンセット時刻を解析した．その結果，カフェイン投与群はプラセボ群よりもメラトニンのオンセット時刻が遅くなった．メラトニンのオンセットはヒトの体内時計の指標であり，つまり寝る前のカフェインが体内時計を遅らせたことになる．

カフェインの抗肥満作用

カフェインは，発熱作用を持つことで体重減少をもたらす[5]．これはホス

ホジエステラーゼ阻害によるcAMP増加によるものである．カフェインは，コリ回路を活性化しグルカゴン，グルコースから乳酸を産生し，肝臓における発熱を起こす．カフェインによる交感神経の活性化が脂肪細胞の代謝を活性化させるという経路もあるが，最近の研究ではその経路による抗肥満作用は弱いとされている．ヒトにおいては，カフェインによる発熱効果とともに，カフェイン摂取による摂食量の減少効果が多数報告されている．しかし，カフェイン摂取による長期の抗肥満効果はみられない．これはカフェインへの感受性低下が原因である．

☕ Coffee Break
匂いを感じる嗅覚にも体内時計あり

　絶水状態にさせたラットに，バニラの匂いを覚えさせ，バニラの匂いが薫るスイッチをみつけると，報酬として水を貰えるという実験系を確立し，嗅覚の日内変動を調べた研究を紹介する．実験では，24時間のうち6回テストし，匂いの正解率が高い時刻を調べた結果，どのラットも暗期の始め頃に高い正解率を示すことがわかった．また，時計遺伝子のノックアウトマウスではこのリズム性が消失した．さらに嗅球での時計遺伝子発現リズムも確認できた．よって，嗅覚にも体内時計の制御があり，活動期の始めに働きが高まるようだ．

文　献

1) Oike H, Kobori M, Suzuki T, et al.: Caffeine lengthens circadian rhythms in mice. Biochem Biophys Res Commun, 410: 654-658, 2011. doi:10.1016/j.bbrc.2011.06.049
2) Wu MN, Ho K, Crocker A, et al.:The effects of caffeine on sleep in Drosophila require PKA activity, but not the adenosine receptor. J Neurosci, 29: 11029-11037, 2009. doi:10.1523/jneurosci.1653-09.2009
3) Narishige S, Kuwahara M, Shinozaki A, Okada S, Ikeda Y, Kamagata M, Tahara Y, Shibata S, et al.: Effects of caffeine on circadian phase, amplitude and period evaluated in cells in vitro and peripheral organs in vivo in PER2::LUCIFERASE mice. Br J Pharmacol, 171: 5858-5869, 2014. doi:10.1111/bph.12890
4) Burke TM, Markwald RR, McHill AW, et al.: Effects of caffeine on the human circadian clock in vivo and in vitro. Sci Transl Med, 7: 305ra146, 2015. doi:10.1126/scitranslmed.aac5125
5) Westerterp-Plantenga M, Diepvens K, Joosen AM, et al.: Metabolic effects of spices, teas, and caffeine. Physiol Behav, 89: 85-91, 2006. doi:10.1016/j.physbeh.2006.01.027

Que 17 牛乳は朝飲む派,夜飲む派？

Ans

いずれも良い効果が期待されると思われるが,朝夕それぞれ飲むことに関してサイエンス的根拠が欲しいところである.筆者らの研究では,筋肉の維持には朝の牛乳が良い可能性があり,睡眠や骨の健康には逆に夜の牛乳が良い可能性がある.

朝の牛乳による効果

ここでは,体内時計とタンパク質摂取の関係を記述し,タンパク質の中でも牛乳の特徴を考えることにする(図1).体内時計をリセットするには朝食が重要である.以前の研究によれば,インスリン分泌を上げやすい食材は体内時計をリセットしやすいことが知られている(Que13参照).しかしながら,糖類単独より,糖類とタンパク質の組み合わせが体内時計をリセットさせやすいこともわかっている.恐らくアミノ酸がmTORシグナル系を介して,体内時計をリセットする可能性がある.タンパク質は筋肉の重要な材料であり,タンパク質の摂取時刻が筋肥大に影響するかを知ることは,高齢者の筋萎縮(サルコペニア)の予防に重要な情報となるだろう.また,フレイル(虚弱体質)も筋萎縮が起こると発生しやすいので,骨格筋の維持は非常に重要である.

タンパク質摂取量とフレイルの関係を調べた研究によると,1日のタンパク質の摂取量は健常者とフレイルの人では差がなかったが,朝食でのタンパク質の摂取量はフレイル群で有意に低かった.さらに米国の調査研究によると,朝食・昼食・夕食でのタンパク質の摂取量は,年齢にほとんど関係なく,朝が15g程度,昼が25g程度で,夕が45g程度となり,圧倒的に夕食で摂食していることがわかった[1].すなわち,フレイルの予防には,朝食のタンパク質摂取が重要であるにもかかわらず,実際は夕食に偏っているのである.

朝の牛乳
体内時計の前進
筋肥大の増加
筋萎縮の抑制
メラトニン分泌増加
睡眠の質向上

夜の牛乳
カルシウム吸収の増加
骨の健康維持
睡眠の質向上

図1　体内時計と牛乳摂取の関係

タンパク質摂取のタイミングと筋肥大・筋萎縮

　筆者らは，マウスを用い1日2食の実験を行い，1日量は一定にし，朝食と夕食に含まれるカゼインタンパク質の量を変えた．その後，片足のアキレス腱を切除し代償性に大きくなる足底筋の湿重量を計測した．また，他方の足は偽手術し，肥大率は切除群/偽手術の割合で評価した．その結果，1日のトータル摂食タンパク質量を11.5％（餌全体に対して）とした場合でも，8.5％とした場合でも，朝食に高タンパク質食，かつ夕食に低タンパク質食にした方が，他の群に比べ筋肥大が大きかった．データをよくみてみると，トータル8.5％で朝食に多くタンパク質を摂った群は，トータル11.5％で夕食に多くタンパク質を摂った群よりも，筋肥大が大きかった（図2）．つまり，1日の総タンパク質摂取量よりも，摂取タイミングのファクターが非常に重要であることがわかった．この結果は，朝食に高タンパク質食を摂ると，その後の活動が筋肥大に役立つ可能性があり，夕食ではその後睡眠に入るので骨格筋の機械的活動性は低く，このことが筋肥大に結び付かないからと考察している．

　また，マウスの後肢を釣り上げて，廃用筋萎縮モデルマウスを作製し，ヒラメ筋の筋萎縮が朝食と夕食でタンパク質含量の違いで予防できるか否かを調べた．その結果，先ほどと同様に，朝食に高タンパク質を摂取するグループは，夕食に高タンパク質を摂取するグループより，筋萎縮マーカーの抑制と，筋萎縮予防が顕著にみられた．よって，筋肉の萎縮に対しても，朝食の高タンパク質食が効果的かもしれない．

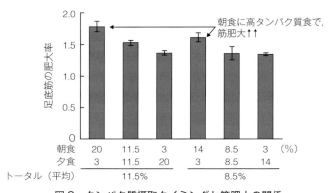

図2 タンパク質摂取タイミングと筋肥大の関係
アキレス腱切除による足底筋の代償性肥大．偽手術に対する増加比率を示す．下に餌に占めるカゼイン（タンパク質）の割合を，朝食，夕食，1日のトータルでそれぞれ示す．摂食量は朝夕それぞれ2gずつに制御し，術後1週間この餌で飼育し，筋肉量を測定した．足底筋肥大は1.0を基準とする．（未発表データ）

牛乳のトリプトファン

ヒトを対象とした研究で，朝食にトリプトファンが多く含まれるものを摂取し，さらに朝に光を浴びると，メラトニン分泌が増大し，夜の睡眠が良くなることが報告されている[2,3]．すなわち，朝食に摂取したトリプトファンが時間をかけて，セロトニン，メラトニンと変換され，夜間の分泌促進に結び付いていると考えられる．牛乳は，卵などと同様にトリプトファンを含むタンパク質が含まれているので，牛乳摂取でもこのような効果が期待される．これらの研究から，朝に牛乳を飲むことは，体内時計のリセット，骨格筋保持，その後の夜の睡眠改善等に役立つ可能性が期待される．

夜の牛乳と骨

一方で，夕方のタンパク質あるいは牛乳の摂取はどうであろうか．牛乳に含まれるカルシウムは夕方から夜にかけて吸収が増大し，骨形成に役立つという．難消化性食物繊維は腸内細菌の餌になり，短鎖脂肪酸を産生し，腸内の水素イオン濃度を低下させ，そのことがカルシウムの吸収を促進することが知られている．したがって，夕食時あるいは夕食後に食物繊維，またはクエン酸やリンゴ酸の多い果物と牛乳を摂取すれば，カルシウムの大腿骨への利用が促進されると思われる．先に述べたようにトリプトファン高含有のタンパク質を朝に摂

取するのみならず，トリプトファン含量の高いタンパク質を夕方に取ると質の良い睡眠がとれるという報告もある．以上を組み合わせて考えると，夕方の牛乳摂取は，骨の健康や睡眠に良い効果をもたらす可能性が考えられる．一点注意しないといけないことは，牛乳は乳脂肪が含まれているので，肥満が気になるようであれば，特に夕方は脱脂系の乳製品が良いかもしれない．

> **☕ Coffee Break**
> **食事時刻の朝型・夜型？～Midpoint of food intake（食事時間の中間点）～**
>
> 朝型と夜型を決める要素として，入眠時間と起床時間の中間時刻が遅いと，夜型と定義できる（Que7 参照）．同様に，朝食の時刻（B）と夕食の時刻（D）の中間時刻を計算し，肥満との関係を調べた研究がある．報告では，この数値が 15 時を超えると肥満傾向，15 時以内で肥満予防効果があるという．いくつか例を考えてみよう．B6−D22 の人と，B8−D22 では，（22−6）/2＋6＝14（時），（22−8）/2＋8＝15（時）となり，後者は肥満の恐れありとなる．他の例では B8−D20 では 14 時であり，理想的な食事である B7−D19 では，13 時となる．これは，肥満に対して朝食や夕食が独立に関与しているというより，両者の関係を加味して評価する方がより正しいという考え方である．筆者らは，朝食と夕食の割合を聞き，朝食の少なさと夕食の多さに BMI と有意な正の相関性をみることができたが，朝食／夕食の比を取ると，もっと顕著な相関性がみられた．さて，人によっては，平日と休日ではこの値が変わると思われるが，睡眠評価による社会的時差ボケと，食事評価による社会的時差ボケといずれが健康により寄与する指標かは，今後の研究を待たねばならない．

文　献

1) Mamerow MM, Mettler JA, English KL, et al.: Dietary protein distribution positively influences 24-h muscle protein synthesis in healthy adults. J Nutr, 144: 876-880, 2014. doi:10.3945/jn.113.185280
2) Fukushige H, Fukuda Y, Tanaka M: Effects of tryptophan-rich breakfast and light exposure during the daytime on melatonin secretion at night. J Physiol Anthropol, 33: 33, 2014. doi:10.1186/1880-6805-33-33
3) Wada K, Yata S, Akimitsu O, et al.: A tryptophan-rich breakfast and exposure to light with low color temperature at night improve sleep and salivary melatonin level in Japanese students. J Circadian Rhythms, 11: 4, 2013.doi: 10.1186/1740-3391-11-4. eCollection

Q_{ue} 18 交替制勤務へ時間栄養学を応用するには？

Ans

> 交替制勤務による慢性的な時差ボケの繰り返しは，発がん，生活習慣病等の健康被害をもたらす．交代制勤務によるリスクを減らす方法として，食事パターン・食事内容を普段と同じにする（朝食を食べ，夜食は食べない），夜勤中に仮眠を取る，個人のクロノタイプに合ったシフト編成を組む，などが効果的であると報告されている．これらはいかにシフトワークによる時差ボケを減らすかを考えた策である．

交替勤務者の食事はどうすべきか？

夜間交替制勤務を模したラットの研究を紹介する．平日の明期（非活動期）のみ，特製の輪回しの中で生活させる（図1）[1]．輪回しはゆっくりと勝手に回り，ラットは眠ることができず，断眠状態となる．輪回しの中では飲水・摂食は可能になっている．暗期と休日は，通常の飼育ケージに戻す．この環境でラットを飼育すると，通常飼育のラットに比べて，シフトモデルラットは体重増加が著しく，肥満を呈する．肥満の原因として，断眠ストレスも一因ではあるが，摂食パターンの変化も考えられる．実際，このラットは明期の断眠中における摂食量が増えていた．そこで，シフトワーク環境を継続したまま，食餌を暗期（通常の活動期）のみに固定した結果，上述の肥満は起こらなかった．同様の結果はマウスでも報告されている[2]．週2回，6時間の明暗サイクルの前進シフトを繰り返しながら飼育する慢性時差ボケモデルでは，マウスはシフト開始2週間で，通常飼育群に比べ，体重が有意に増加する．しかし，同じ光環境でも，食餌を元々暗期であった12時間にずっと固定しておくと，肥満は起こらなかった．よって，シフトによる食パターンの乱れは，肥満の一因であるだろう．

次に，日本人21-63歳の女性看護師（日勤：39人，夜勤：123人）を調査

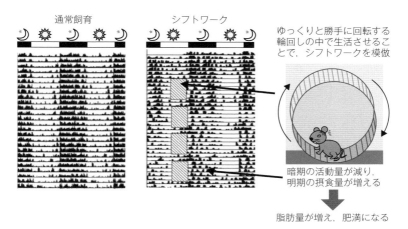

図1 交替制勤務モデルラット
（左）通常飼育の活動リズム．（右）交替制勤務の概略図．平日，明期のうちの8時間，自動でゆっくり回転する輪回しの中でラットを生活させる．餌，水は輪回しの中でも自由にアクセス可能．
（Salgado-Delgado et al., 2010[1]）より引用改変）

した結果を紹介する[3]．朝型－夜型質問紙では，夜勤者の方が夜型の割合が高かった．また，食事調査では，夜勤者の方が食事パターンに乱れがあった（朝食欠食や夜間の飲食による）．また，食事内容も，脂質摂取が増え，野菜摂取量が減っていた．さらに，夜型スコアと食事パターンの乱れスコアが相関した，つまり食事パターンが乱れている人ほど夜型であった．その他のシフトワーク者の調査では，夜勤者の方が，砂糖入りの飲料やスナックを好む傾向にあったという報告もある．よって，上述の動物実験同様，ヒトにおいても食事パターンの乱れ，食事内容の変化が，シフトワークによる肥満につながっていく可能性があるだろう．

夜勤中の仮眠が効果的

最近の調査によると，国内で約20％の労働者が，何らかの形で終夜業を含む交替制勤務に従事しており，24時間社会の現代において夜勤は避けることができない状況である．シフトワークが及ぼす影響はQue7でも述べたが，不眠症，うつ病，がん，肥満，糖尿病，循環器系疾患など，様々な病気の罹患率上昇が，多くの疫学調査によって明らかになっている．また，動

物実験では時差ボケを慢性的に繰り返すことで，同様の疾患悪化に結びつくことがわかっている．高齢のマウスでは，慢性的な時差ボケにより死亡するマウスも出てくる．

シフトワークによる健康被害を軽減するために効果的な方法として，夜勤中の仮眠が挙げられる[4]．調査によると，夜間勤務者の約半数は，夜勤の休憩時間に仮眠を取っている．ただ，企業が仮眠スペースを提供している場合は少なく，座ったまま仮眠している場合も多い．夜勤中の仮眠は，ステージ3，4の徐波睡眠，つまり深い眠りが起きやすい．また，朝型の人ほどより仮眠による効果が大きい．仮眠によるネガティブな影響として，仮眠後に寝ぼけてしまって仕事がはかどらないことが挙げられる．実際に何分程度の仮眠がいいのかは，実験結果や仕事環境によって異なっており一概には言えないが，健康面では効果的であるのは確かであろう．

クロノタイプに合ったシフトが効果的？

個人の体内時計，つまり朝型・夜型といったクロノタイプに合ったシフトワークの勤務体制が効果的だという報告がある[5]．研究者らは，朝・昼・夜勤務の3交替制の工場に勤めている人を調査している．それぞれの勤務日，休日における睡眠時刻を調べることで，睡眠時刻の時差を調べ，さらにそれらを朝型，夜型の人で分類している．その結果，朝型の人は特に夜勤日に時差ボケの時刻差が大きくなり，睡眠時間も減っていた．逆に，夜型の人は朝勤務の日に時差ボケ度合いが大きくなりやすく，睡眠時間も減っていた．これらの結果から，研究者らは朝型の人にはより朝勤務，昼勤務を増やし，夜型の人には朝勤務を減らして昼・夜勤務を増やす勤務体制を，5カ月間実験的に行ってみた（図2）．結果，朝型，夜型どちらの群でも，トータルの睡眠時間の増加，睡眠の質の向上，勤務日の幸福度，満足度の向上といった結果が得られた．さらにどちらの群でも，勤務による睡眠の時差ボケを1時間以内に抑えることができた．よって，個人のクロノタイプに合わせたシフト勤務は，朝が辛い夜型の人，夜が辛い朝型の人，どちらにおいてもハッピーな効果をもたらしたことになる．また，これらの処置は夜勤のトータル日数が減ることもないので，企業側にとっても損失が出ず，導入しやすい処置である．

Que18 交替制勤務へ時間栄養学を応用するには？

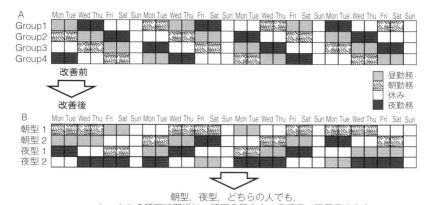

図2 朝型，夜型に合った夜間交代勤務スケジュール
鉄鋼工場で，3交代制スケジュールで勤務する114人の労働者に対して，クロノタイプ（朝型・夜型）の調査を行い，それぞれのクロノタイプに合った勤務スケジュールを組んだ（下図）．上図は元の勤務スケジュール．（Vetter et al., 2015[5]）より引用改変）

文 献

1) Salgado-Delgado R, Angeles-Castellanos M, Saderi N, et al.: Food intake during the normal activity phase prevents obesity and circadian desynchrony in a rat model of night work. Endocrinology, 151: 1019-1029, 2010. doi:10.1210/en.2009-0864
2) Oike H, Sakurai M, Ippoushi K, et al.: Time-fixed feeding prevents obesity induced by chronic advances of light/dark cycles in mouse models of jet-lag/shift work. Biochem Biophys Res Commun, 465: 556-561, 2015. doi:10.1016/j.bbrc.2015.08.059
3) Yoshizaki T, Kawano Y, Noguchi O, et al.: Association of eating behaviours with diurnal preference and rotating shift work in Japanese female nurses: a cross-sectional study. BMJ Open, 6: e011987, 2016. doi:10.1136/bmjopen-2016-011987
4) Takeyama H, Kubo T, Itani T: The nighttime nap strategies for improving night shift work in workplace. Industrial health, 43: 24-29, 2005.
5) Vetter C, Fischer D, Matera JL, et al.: Aligning work and circadian time in shift workers improves sleep and reduces circadian disruption. Curr Biol, 25: 907-911, 2015. doi:10.1016/j.cub.2015.01.064

Q_{ue} 19 朝食欠食派と朝食摂食派の違いはなにか？

Ans

朝食欠食は，体内時計の後退作用，メタボリックシンドローム・心疾患のリスク増加，学業成績の低下など，負の効果が大きい．マウスでも，夜食のみ食餌を与えると，海馬の機能低下，記憶力の低下が起こる．

朝食による交感神経日内リズムの前進

　世界的な統計結果では，朝食欠食の頻度は，他の時間帯の食事に比べて最も高い．また，男性は朝食を欠食しやすく，女性は昼食や夕食の欠食が多い[1]．朝食は末梢時計を前進させる効果があるが（Que12参照），ヒトでも交感神経の活動リズムを指標に同様の結果が示されている．東京農業大学の川野先生，東洋大学の吉崎先生らが行った研究を紹介する（図1）[2]．研究では，普段朝食を抜きがちな大学生14人を集め，6人をそのまま朝食なし群（食事時刻：13, 18, 23時），8人を朝食あり群（食事時刻：8, 13, 18時）に分け，2週間この食事時刻で生活してもらい，その後24時間の心電図測定と絶食時の血液を解析した．心電図測定では，心拍数（夕方に高い），交感神経活動（LF/HF，昼間に高い），副交感神経活動（%HF，就寝時に高い）などが測定でき，どの値もきれいな日内リズムを示す．研究結果では，朝食ありの生活を2週間行ってもらうことで，心拍数，交感神経，副交感神経，それぞれの日内リズムの位相が1-2時間ほど前進していた．よって，朝食ありの生活は，ヒトでも体内時計の前進効果をもたらす可能性が高い．さらに，朝食あり群は，トータルコレステロール，LDLコレステロール値が有意に減少しており，朝食によるメタボリックシンドロームや循環器系疾患のリスク軽減作用がみられた．また同様の結果は他にも報告があり，朝食欠食による絶食時の血中インスリン濃度上昇，LDLコレステロール値の上昇が2,184人の介入試験により報告されている[3]．よって，朝食欠食は体内時計後退ととも

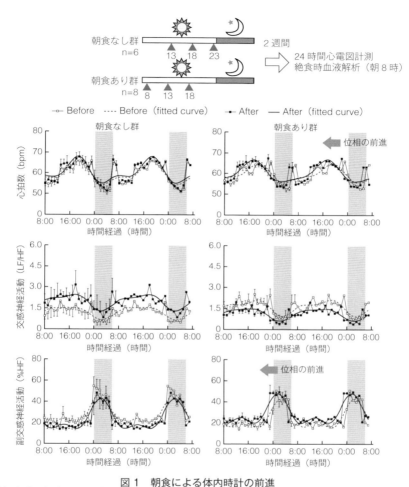

図1 朝食による体内時計の前進
(上) 実験スケジュール. (下) 心電図測定の結果. 上から心拍数, 交感神経活動, 副交感神経活動. 朝食あり群で位相の前進がみられている. (Yoshizaki et al., 2013[2])

に，肥満，糖尿病，循環器系疾患などの罹患リスク上昇に繋がる．

朝食欠食の社会的影響，家庭環境

朝食欠食と学業成績，社会生活などの関係は，社会科学的な研究結果が国内でも多数報告されている（図2）．まず朝食を毎日食べている人は，健康

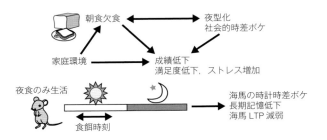

図2 朝食欠食による影響の概略図
(上)朝食欠食による影響のまとめ.(下)夜食のみ与えたマウス研究結果の概要.(Loh et al., 2015[4])

面,仕事面,金銭面,などで満足度が高く,ストレス度も低い.また,朝食習慣のない人は,希望大学に入れない,就職がうまくいかないなど,負の傾向がある.特に,文部科学省の調査では,小・中学生の成績と,朝食欠食には有意な相関が認められることは有名な話である.また,朝型・夜型と学校成績に関しても多数報告があり,夜型の学生は小・中学生,高校生,大学生のどの年代でも成績が悪い.その理由はQue7でも述べた通り,夜型の人は社会的時差ボケの程度が大きく,朝早い授業開始時刻に適応することが困難で,結果的に睡眠不足や睡眠の質低下,成績の低下に繋がっていることが考えられる.その分,大学生は授業の開始時刻を自分でコントロールできるので,夜型による影響と成績低下の関係はわかりにくい.一方で,朝食を欠食する要因として,家族の背景・環境があげられる.例えば,家族の社会的状況・経済的状態,または家庭の雰囲気や親の教育への姿勢等が良くない場合,その家庭の子どもは朝食習慣を得られにくい.よって,文科省の示す学校成績の低下は朝食欠食よりも家庭環境による部分も大きい可能性がある.

夜食によるマウスの記憶力低下

食餌パターンがマウスの記憶力,特に長期記憶に影響することがわかっている[4].実験では,マウスの食餌パターンを暗期,または明期の真ん中6時間に固定して飼育した(図2).その結果,恐怖条件付け記憶試験,または新奇物体認識試験において,明期給餌群(つまり夜食のみ群)の成績が有意に低下していた.また,記憶形成に重要な海馬において,転写因子CREBのタンパク量低下,長期増強LTPの減弱がみられた.一方,海馬の時計遺

伝子は明期の食餌に同調し，普段と逆の位相になっていた．また，明期給餌により，明期の睡眠が減り，暗期の睡眠が増えた．この結果は，非活動期のみ食餌を与えられるという極端な実験であるが，ヒトに例えるとすれば，夜食による体内時計の乱れ，睡眠の質低下が，海馬の機能を低下させ，その結果記憶力が悪くなるのかもしれない．よって，朝食欠食とともに，食パターンの夜型化も成績低下に関与している可能性がある．

☕ Coffee Break
スペインでは夕食 22 時が普通？！

　Que3 で説明した通り，遅い夕食は体内時計の遅れとともに肥満を招く可能性が高い．そんな食生活を，国をあげて実践しているのがスペインである．スペイン人の食事時刻は，朝食 7 時，昼食 14 時，夕食 22 時が一般的である．夏は 7 時から 21 時半ごろまで明るいのも関係している．また，シェスタ文化があり，夕方に会社や学校が休憩をとるところもある．レストランも 20 時半以降に開くお店が多い．ではスペイン人は肥満率が高いのだろうか．世界で比較してみると，意外とそうでもなく，WHO の調査では世界 189 カ国中 62 位で，成人の約 24％ が肥満になっている．日本の 4％（166 位）と比べると確かに肥満だが，食事時刻の影響はどこまであるのだろうか．スペインでは，地中海食に欠かせないオリーブの消費が高いことが，肥満に抑制的に働いている可能性もある．スペイン人は，朝食による体内時計リセット効果はあるのだろうか．今後の研究に期待したい．

文　献

1) Pendergast FJ, Livingstone KM, Worsley A, et al.: Correlates of meal skipping in young adults: a systematic review. Int J Behav Nutr Phys Act, 13: 125, 2016. doi:10.1186/s12966-016-0451-1
2) Yoshizaki T, Tada Y, Hida A, et al.: Effects of feeding schedule changes on the circadian phase of the cardiac autonomic nervous system and serum lipid levels. Eur J Appl Physiol, 113: 2603–2611, 2013. doi:10.1007/s00421-013-2702-z
3) Smith KJ, Gall SL, McNaughton SA, et al.: Skipping breakfast: longitudinal associations with cardiometabolic risk factors in the Childhood Determinants of Adult Health Study. Am J Clin Nutr, 92: 1316–1325, 2010 doi:10.3945/ajcn.2010.30101
4) Loh DH, Jami SA, Flores RE, et al.: Misaligned feeding impairs memories. Elife, 4: pii, e09460, 2015. doi:10.7554/eLife.09460

$Que\ 20$ 腸内細菌と体内時計の関係は？

Ans

腸内細菌叢の構成は，1日の中でリズミックに変化する．そのリズム性は時計遺伝子変異マウスでは消失するが，食パターンの制御により復活する．また，高脂肪食の摂取は，細菌叢のリズムや多様性を消失させる．一方で，時差ボケは腸内細菌叢の悪化をもたらし，肥満の原因となる．

腸内細菌叢の日内変動

　次世代シークエンサーが登場しゲノム解読が革新的にスピードアップしている．その技術とともに目覚ましく進展した研究分野の1つが，細菌叢解析である．2014年にCellに載った報告によると，ヒトとマウスの糞便中の細菌叢が1日の中でリズムを持って変動しているという[1]．実際に，ヒトにおいて6時間おきに5日間に渡り採取した糞便中の細菌叢を解析した結果，バクテロイデス属等においてサンプル中の割合が日内変動していた．また，マウス糞便でもバクテロイデス属，ラクトバチルス属（乳酸菌）などに綺麗な日内変動がみられた．ラクトバチルス・ロイテリ菌は1日の中で2倍以上も変動していた．これらの結果には雌雄差が存在すること，また割合ではなく実際の菌数で比較してもバクテロイデス門にリズム性がみられたという他の報告も出ている[2,3]．さらに，ショットガンメタゲノミクス（糞便中に含まれる遺伝子配列を網羅的に調べ，その中に含まれる機能が既知の遺伝子を比較することで，腸内細菌の生理機能を予測する方法）においても，アミノ酸代謝関連，ピリミジン代謝関連など，多くの機能性遺伝子群に関してリズム性がみられた．

　面白いことに，時計遺伝子のノックアウトマウスではこれら細菌叢の日内変動が消失していること，またバクテロイデス門，ファーミキューテス門，プロテオバクテリア門などの全体量が低下していることがわかった．さらに，

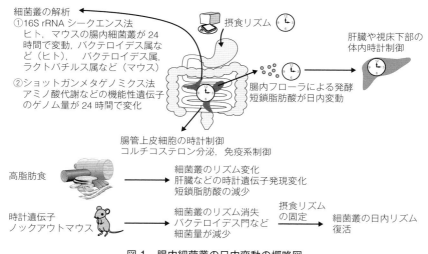

図1 腸内細菌叢の日内変動の概略図
腸内細菌叢と体内時計に関して明らかになっている知見を図にまとめた．

　時計遺伝子のノックアウトマウスの食餌時刻を暗期のみまたは明期のみに固定すると，バクテロイデス属等の細菌叢のリズム性が復活することもわかった．また，その割合が最大になる時刻は，明期食餌群と暗期食餌群で真逆の時刻になっていた．よって腸内細菌叢のリズム性形成は，宿主の食パターンに強く依存することになる．時計遺伝子ノックアウトマウスは，食パターン自体も乱れているので細菌叢の日内リズムも消失してしまったと考えられた（図1）．

食事内容と腸内細菌叢

　上述の論文に続き，いくつかの論文が腸内細菌叢の日内リズム，また宿主への影響について報告している．1つは，高脂肪食摂取が腸内環境，宿主に与える影響であった[4]．この論文では，高脂肪食を摂取したマウスの腸内細菌叢の日内変動が，消失したり，新たに出現したりすることを示している．また，腸内細菌は食物繊維を発酵することで乳酸，酢酸，酪酸，プロピオン酸などの短鎖脂肪酸を産生するが，その産生にも日内変動があること，さらに高脂肪食摂取によりそのリズム性が失われることを報告している．また，

高脂肪食摂取は腸内細菌による硫化水素の産生を促進し，宿主に悪影響を与えるが，その産生にも日内変動があり，暗期の終わりに産生量がピークに達する．面白いことに短鎖脂肪酸をある時刻に5日間経口投与すると，肝臓や視床の時計遺伝子が変化するというデータも示している．つまり，腸内細菌が発酵・産生する短鎖脂肪酸が宿主の遺伝子発現を制御している可能性がある．

　腸内環境が宿主に与える影響として，Toll-like Receptor やコルチコステロンを介した腸管上皮細胞の体内時計制御も報告されている[5]．マウスに対する抗生物質水の飲水投与は腸内細菌を死滅させ，大腸上皮細胞の時計遺伝子 *Per1/2* の発現上昇を引き起こす．また，時計制御下の転写因子である *Pparα*, *Rev-erbα*, *Rorα* などの遺伝子発現も変化させる．面白いことに，抗生物質で腸内細菌を死滅させると，回腸のコルチコステロン産生が増大する．これにより，回腸や結腸における時計遺伝子 *Per1/2* の発現上昇が起きていることも明らかになった．これは，*Per1/2* のプロモーターには Glucocorticoid Receptor の転写応答配列 GRE が存在することによる．また，増加したコルチコステロンは，血糖値，血中トリグリセリド，血中インスリン量の上昇を引き起こしていることもわかった．これらの結果は，腸内細菌が腸管を通して宿主の時計や免疫機能，さらにはエネルギー代謝機能に変化をもたらしていることを示している．

時差ボケと腸内環境

　4週間の慢性時差ボケで，普段日内変動を示していた菌叢のリズム消失がみられ，さらにラクトバチルス属などの善玉菌が減少し，その代わりにフソバクテリウム属などの病原菌が増えていた[1]．よって，時差ボケによって"dysbiosis"と呼ばれる腸内環境の異常がみられた．さらに，この時差ボケマウスの腸内細菌を無菌マウスに移植した結果，通常マウスの腸内細菌を移植したマウスに比べて，著しい体重増加がみられた．つまり，交替勤務による肥満は腸内細菌叢の変化で説明できる可能性を示している．さらに興味深いことに，ヒトでアメリカからイスラエルに移動した際の糞便を採取し，無菌マウスに移植したところ，移動後1日目の糞便を移植したマウスで体重増加が激しかった．しかし，移動後2週間経った後の糞便ではこのような変化はみられなかった（図2）．また，移動後すぐの糞便の細菌叢を解析した

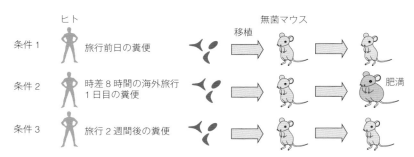

図2 時差ボケ中の腸内細菌
時差ボケ前・中・後のヒト糞便を無菌マウスに移植した結果，時差ボケ中の糞便を移植したマウスは肥満を呈した．（Thaiss et al., 2014[1]）

結果，バクテロイデス門が減少しファーミキューテス門が増加していることがわかった．また，ファーミキューテス門の増加は，肥満者や代謝疾患の患者で増加がみられることがわかっている．まとめると，時差ボケによる肥満は，腸内細菌叢のdysbiosisによることがわかり，もしかすると時差ボケにより起こるその他の疾患悪化も，dysbiosisにより今後説明ができるのかもしれない．よって，海外旅行や交替勤務の際は，ヨーグルトやオリゴ糖摂取などでプロバイオティクスやプレバイオティクスを摂取するといいのかもしれない．

文献

1) Thaiss CA, Zeevi D, Levy M, et al.: Transkingdom control of microbiota diurnal oscillations promotes metabolic homeostasis. Cell, 159: 514–529, 2014. doi:10.1016/j.cell.2014.09.048
2) Zarrinpar A, Chaix A, Yooseph S, et al.: Diet and feeding pattern affect the diurnal dynamics of the gut microbiome. Cell Metab, 20: 1006–1017, 2014. doi:10.1016/j.cmet.2014.11.008
3) Liang X, Bushman FD, FitzGerald GA: Rhythmicity of the intestinal microbiota is regulated by gender and the host circadian clock. Proc Natl Acad Sci USA, 112: 10479–10484, 2015. doi:10.1073/pnas.1501305112
4) Leone V, Gibbons SM, Martinez K, et al.: Effects of diurnal variation of gut microbes and high-fat feeding on host circadian clock function and metabolism. Cell Host Microbe, 17: 681–689, 2015. doi:10.1016/j.chom.2015.03.006
5) Mukherji A, Kobiita A, Ye T, et al.: Homeostasis in intestinal epithelium is orchestrated by the circadian clock and microbiota cues transduced by TLRs. Cell, 153: 812–827, 2013. doi:10.1016/j.cell.2013.04.020

Que 21 体内時計の同調に対する自発運動と強制運動の違いは？

末梢の体内時計は，運動により同調することが知られている．運動による交感神経の活性化，グルココルチコイドの分泌が，時計同調のメカニズムとなる．よって，自発的な運動よりも，ストレス負荷の強い強制的な運動（筋トレ等）の方が，体内時計同調作用は強いと考えられる．

強制運動と自発運動による体内時計同調（マウス）

非活動期（明期）の運動負荷（1〜2時間）を数日間行うと，マウスの末梢時計（肝臓，筋肉，肺等）は前進するが，中枢時計であるSCNに位相変化はみられなかった．つまり，運動は中枢よりも末梢時計の同調作用を示す（実験によっては中枢時計に影響を与える場合もある．Que29参照）．そのメカニズムとして考えられるのが運動による交感神経の活性化（SAM軸）とグルココルチコイドの分泌（HPA軸）である．培養細胞において，アドレナリンやノルアドレナリン，またはデキサメサゾン（人工的なグルココルチコイド）の培地投与は，*Per1*や*Per2*の一過性の発現上昇を引き起こし，その後時計遺伝子発現リズムのピーク時刻の変化をもたらすことがわかっている[1,2]．また，マウス個体においても，これらの刺激が末梢時計の時刻変化をもたらすことがわかっている（Que26参照）[3]．交感神経系とグルココルチコイド系のどちらがより影響しているかというと，両方ともに影響しているという結果が，副腎摘出マウスや交感神経系の遮断薬等を用いた実験により明らかになっている．よって，HPA，SAM軸の活性化がより起こるような強めの運動負荷が，体内時計の調節には効果的な可能性がある．実際に筆者らは，マウスへの運動負荷として輪回し運動とトレッドミル運動を比較してみた（図1）．輪回しは負荷時刻のみケージ内に設置することで，自発的にマウスが運動することができる．しかしトレッドミルは，後ろ部分に電気刺激

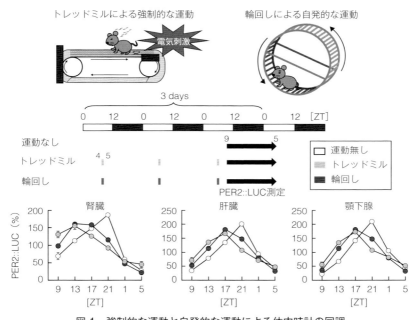

図1 強制的な運動と自発的な運動による体内時計の同調
実験では，トレッドミルを用いた強制運動と，輪回しによる自発的な運動を明期の1時間，3日間行わせて，その後の末梢時計（PER2::LUC発光リズム）を測定している．結果，トレッドミルの方が，体内時計の前進作用が大きいことがわかる．（Sasaki et al., 2016[3]）より引用改変）

が付いたベルトコンベアの上で走らせる強制運動となる．結果，輪回しよりもトレッドミル運動の方がより体内時計の同調作用が強かった．よって，ストレス負荷作用のある筋トレのような運動がより体内時計を動かすだろう．

運動による体内時計の同調（ヒト）

自転車エルゴメーターを用いた有酸素運動（60-75%$\dot{V}O_2$max）が，ヒトの睡眠-覚醒リズムや，血中メラトニンの日内リズムに影響を与えることがいくつか報告されている．特に国内では，北海道大学の本間研一先生，本間さと先生，山仲勇二郎先生らが，隔離実験施設を用いて精力的に研究されている．山仲先生らは，隔離実験室内において，光の明暗サイクルと睡眠-覚醒時刻を8時間強制的に前進させる実験を行った（図2）[4]．さらに運動負荷群として起床3時間後と7時間後に，自転車エルゴメーターを用いた有酸

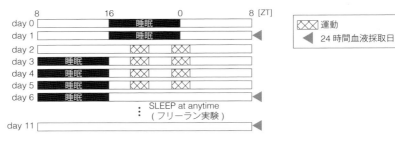

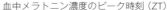

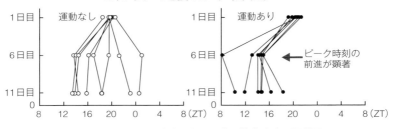

図2 ヒト試験による運動の体内時計同調効果
(上) 実験スケジュール, (下) Day1, 6, 11 における血中メラトニン濃度変動のピーク時刻. プロットはそれぞれの被験者のデータを示す. (Yamanaka et al., 2014[4])より引用改変)

素運動を2時間ずつ (15分おきに15分休憩) 行う群を設定した. その結果, 明暗前進プロトコル後の行動リズムは, 運動に関係なくどちらの群でも前進がみられた. さらに運動群では, メラトニンリズムの位相も大きく前進し, 非運動群では2時間, 運動群では6.9時間前進した. よって, 運動は光による体内時計同調効果を促進させる効果があることがわかった. また, 他の報告では, 1日中薄暗い中で生活させ, 運動のみの体内時計同調効果を見ており, それでも非運動群よりも運動群で体内時計同調が大きかった. よって, ヒトでも運動で体内時計同調が起こることは明らかである.

いつ運動すれば体内時計が前進・後退する？

それでは運動はいつすることで, 体内時計を前進または後退させることができるのだろうか. 前述のヒト試験は, 起床後3, 7時間後, つまり朝から昼にかけて運動負荷を行うことで体内時計の前進を促進させていた. 一方, 筋トレを毎日20-22時に行っていたプロボクサーの毛包細胞の時計遺伝子

Que21　体内時計の同調に対する自発運動と強制運動の違いは？

発現を調べた結果，筋トレをしていない時期に比べて，ピーク時刻が 2-4 時間後退していたという報告がある[5]．よって，ヒトでは朝から昼の運動負荷は体内時計前進，夕方から夜の運動は体内時計を後退させる可能性がある．しかし，しっかりとした PRC（phase response curve）はまだ作成されておらず，まだ確かなデータとは言えない状況である．ただ，この結果はマウスでも似ており，ZT6-12 付近（夜中から朝）の運動は体内時計の前進作用を，ZT18-24 付近（昼から夜）の運動は体内時計の後退作用を示している．

☕ Coffee Break
生物リズム研究者あるある

　生物リズム研究者は，自身の体内時計を乱して研究を行っていることが多い．体内時計の研究をしていると，どうしても夜中に研究室に泊まって実験する必要がでてくる．そのために柴田研究室では，簡易ベッドがなんと 4 つも設置してある．もちろん，なるべく研究室に泊まらなくても良いように努力もできる．例えば，飼育室の一部を昼間に暗く夜間に明るくなるように，明暗サイクル逆転させておく．そうすることで，マウスの活動時間である暗期の解析が昼間にも行うことができる．また，何度か出てきたルシフェラーゼアッセイによる細胞の体内時計観測は，機械で自動的に 24 時間データを取り続けてくれるのでありがたい．

文　献
1）Balsalobre A, Brown SA, Marcacci L, et al.: Resetting of circadian time in peripheral tissues by glucocorticoid signaling. Science, 289: 2344-2347, 2000.
2）Terazono H, Mutoh T, Yamaguchi S, et al.: Adrenergic regulation of clock gene expression in mouse liver. Proc Natl Acad Sci USA, 100, 6795-6800, 2003. doi:10.1073/pnas.0936797100
3）Sasaki H, Hattori Y, Ikeda Y, et al.: Forced rather than voluntary exercise entrains peripheral clocks via a corticosterone/noradrenaline increase in PER2::LUC mice. Sci Re, 6: 27607, 2016. doi:10.1038/srep27607
4）Yamanaka Y, Hashimoto S, Masubuchi S, et al.: Differential regulation of circadian melatonin rhythm and sleep-wake cycle by bright lights and nonphotic time cues in humans. Am J Physiol Regul Integr Comp Physiol, 307: R546-R557, 2014. doi:10.1152/ajpregu.00087.2014
5）Okamoto A, Yamamoto T, Matsumura R, et al.: An out-of-lab trial: a case example for the effect of intensive exercise on rhythms of human clock gene expression. J Circadian Rhythms, 11: 10, 2013. doi:10.1186/1740-3391-11-10

Que 22 骨格筋や骨の体内時計とは？

Ans

筋肉や骨の細胞にも時計遺伝子は発現し，筋合成や骨形成には体内時計の制御がある．時計遺伝子 *Bmal1* のノックアウトマウスは，老化に伴い，筋肉量の低下（サルコペニア），骨量の低下（オステオペニア）が著しい．

筋形成における時計遺伝子

筋肉と体内時計の関係は，肝臓に比べ研究は少ないが，体内時計が筋肉の形成に重要であるという報告を紹介する．まず *Bmal1* KO マウスは，老化とともにサルコペニアを示す[1]．つまり，*Bmal1* KO マウスの筋力は WT マウスに比べて 70% に減少していた．筋力の低下は 1 本の筋繊維レベルでも確認でき，酸化された筋繊維の増加，筋繊維の構造異常が *Bmal1* KO マウスで起きていることがわかった．これらの変化は骨格筋特異的な *Bmal1* の KO マウスでもみられたことから，筋細胞自体の体内時計の変化が重要であることがわかっている．*Bmal1* KO でみられた筋肉量低下の一因として，筋形成に重要な制御因子である *MyoD* の変化が挙げられる．*MyoD* のプロモーター領域に CLOCK/BMAL1 が結合することで，*MyoD* の遺伝子発現に日内変動があることがわかった[2]．また，*Bmal1* KO や *Clock* 変異マウスでは，筋肉におけるミトコンドリアの量も減少しており，残ったミトコンドリアも形態異常を示した．この変化は，転写コアクチベーターであり，ミトコンドリアのエネルギー代謝に重要な *Pgc1α*，*β* が，*Bmal1* KO で発現低下していることが原因と考えられた．また，*Actin*，*Myosin*，*Titin*，*Ucp3*，*Atrogin1*，*Myh1* などの筋肉で重要な遺伝子の発現量も，*Clock* 変異マウスで低下していた（図1）．よって，体内時計の乱れは筋肉量に影響を与える．

骨における時計遺伝子

Bmal1 KO マウスの骨は，生後すぐは WT マウスと比べて差はみられない

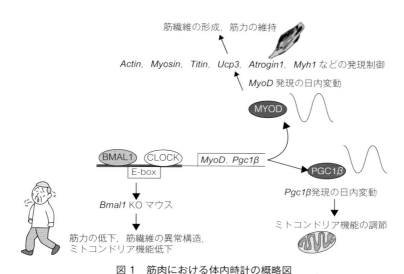

図 1 筋肉における体内時計の概略図
時計遺伝子 CLOCK / BMAL1 から転写制御を受ける *MyoD* や *Pgc1β* が，筋肉の形成や筋細胞内のミトコンドリア機能を調節している．時計遺伝子のノックアウトマウスは，筋肉量が低下しサルコペニア様の表現型を示す．

が，老化に伴い徐々に，オステオペニア（骨吸収が骨形成よりも大きく，骨量が減少した状態）がみられる[3]．*Bmal1* KO マウスの骨は，外側の皮質骨，内側の海綿骨の両方とも重量が低下する．さらに，ミネラル含量も減少していた．これらは，活性化した osteoblast（骨芽細胞）の減少，また osteocyte（骨細胞）の減少によるものであった．骨芽細胞の幹細胞を培養してみても，osteoblast への分化能が *Bmal1* KO で減少していた．一方，骨吸収に関与する破骨細胞の *Bmal1* を特異的にノックアウトした結果，マウスの骨量は増加した[4]．破骨細胞の *Bmal1* は，骨吸収に重要な *Nfatc1* の E-box に結合することで，転写を活性化し日内変動をもたらしていた．よって，骨吸収においても体内時計の制御があることがわかった．

一方，*Bmal1* は変形性関節症への関与も報告されている[5]．まず，培養した軟骨細胞には，自立した時計遺伝子の発現リズムがみられた．変形性関節症患者の軟骨では，*Bmal1* の発現リズムが消失しており，老齢マウスの軟骨でも同様に *Bmal1* の発現が減弱していた．さらに，*Bmal1* を軟骨細胞特

時間薬理の2つの側面

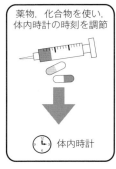
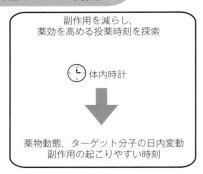

図2 時間薬理（時間治療）の概略図
（左）薬物・化合物による体内時計の制御．（右）体内時計に制御された生理現象を理解し，適切な投薬タイミングを決める．

異的に KO すると，関節軟骨の形成が阻害された．

関節リウマチの時間治療

　関節軟骨の話を書いたので，関節繋がりで関節リウマチについて紹介する．関節リウマチは，関節の炎症による痛み，こわばりが主な症状であり，これらの症状には強い日内変動がみられ，特に夜間から早朝にかけて悪化する．その理由は，炎症性サイトカインである IL-6 の血中濃度が夜間から早朝にかけて高まるからである．関節リウマチ治療の1つの手段としてステロイド製剤があるが，この炎症の日内変動を考慮して夜にのみ処方し，昼間は処方しないことが望ましい．これにより，効果的に炎症を抑え，痛みやこわばりを軽減でき，さらに副作用も軽減できる．このように，症状やターゲット分子の日内変動を考慮し，さらに不必要な投与を減らすことで副作用軽減を狙った，投与方法のことを「時間薬理，時間治療」という（**図2**）．副作用の多い抗がん剤などでも積極的に取り入れられている．国内では，医療関係者にはすでに浸透した考え方ではあるが，まだ実際に臨床に取り入れている医者は少ないように思う．時間栄養学もそうだが，今後もっともっとエビデンスが蓄積されることが一番重要であるだろう．

☕ Coffee Break
アレルギー症状の日内変動

　上述の時間治療の話の続きで,「モーニングアタック」という言葉をご存知だろうか.花粉症や喘息などの症状が早朝に強まる現象のことで,経験がある方も多いと思う.山梨大学免疫学講座の中尾篤人先生,中村勇規先生の研究により,このモーニングアタック現象は体内時計によるものであることがわかった[6].中尾先生らは,ヒスタミンを脱顆粒してアレルギー症状を誘導するマスト細胞に着目し,ヒスタミン放出が朝により高まることを示している.さらに,この応答がグルココルチコイド(コルチコステロン)の日内変動に依存していることを明らかにしている.また,マスト細胞にある $Fc\varepsilon RI$ という受容体に日内リズムが存在し,ヒスタミン放出のスイッチを時間調節していることもわかった.中尾先生らは,マスト細胞の体内時計を意図的にズラすことで,モーニングアタックを緩和することができるのではと,現在検討中だそうだ.

文　献

1) Andrews JL, Zhang X, McCarthy JJ, et al.: CLOCK and BMAL1 regulate MyoD and are necessary for maintenance of skeletal muscle phenotype and function. Proc Natl Acad Sci USA, 107: 19090-19095, 2010. doi:10.1073/pnas.1014523107
2) Zhang X, Patel SP, McCarthy JJ, et al.: A non-canonical E-box within the MyoD core enhancer is necessary for circadian expression in skeletal muscle. Nucleic Acids Res, 40: 3419-3430, 2012. doi:10.1093/nar/gkr1297
3) Samsa WE, Vasanji A, Midura RJ, et al.: Deficiency of circadian clock protein BMAL1 in mice results in a low bone mass phenotype. Bone, 84: 194-203, 2016. doi:10.1016/j.bone.2016.01.006
4) Xu C, Ochi H, Fukuda T, et al.: Circadian Clock Regulates Bone Resorption in Mice. J Bone Miner Res, 31: 1344-1355, 2016. doi:10.1002/jbmr.2803
5) Dudek M, Gossan N, Yang N, et al.: The chondrocyte clock gene Bmal1 controls cartilage homeostasis and integrity. J Clin Invest, 126: 365-376, 2016. doi: 10.1172/JCI82755
6) Nakamura Y, Nakano N, Ishimaru K, et al.: Circadian regulation of allergic reactions by the mast cell clock in mice. J Allergy Clin Immunol, 133: 568-575, 2014. doi:10.1016/j.jaci.2013.07.040

Que 23 運動パフォーマンスは時間で異なるか？

Ans

運動のパフォーマンス能力（瞬発力，持久力等）は，朝よりも夕方に高い．しかし，朝型と夜型の人では，パフォーマンスが最大となる時刻が異なる．また，時差ボケはパフォーマンス能力を下げる．よって，アスリートは競技時刻，時差などを考えて試合に望む必要がある．

時差ボケとパフォーマンス能力

時差ボケはパフォーマンスに影響することが古くから知られている[1]．メジャーリーグでは，西側のチームが東側に移動して行う試合は，東側のチームが西側に移動して行う試合よりも，成績が悪い．1970年代の研究では，6タイムゾーン移動後に，リアクション能力，感覚運動能力を試験した結果，西→東の移動で3-4%結果が悪くなったと報告している．また，その悪化は移動後5日間持続した．しかし，東→西の移動ではその悪化はみられなかった（図1）．これらは，体内時計が早めるより遅らせる方が楽で速いからである（Que7参照）．また，時差ボケは，睡眠の悪化，消化器官の不調も引き起こすが，多くの調査結果では，渡航5日後にはその症状が緩和する結果になっている．よって，アスリートのパフォーマンスにおいても，時差ボケは競技結果に大きく影響する問題であり，最低でも試合前5日間は，新しい時差に順応する期間をおくべきかもしれない．

パフォーマンス能力の日内変動

競技時刻も成績に大きく影響することがわかっている．多くの競技において，競技レコードは午後に破られやすいと言われている．その理由は午後の方が，アスリートのパフォーマンス能力が高いからである[2]．ある論文では，腕の筋力において，自発的な随意最大筋力（maximum voluntary contraction：MVC）が朝よりも夕方に高くなることを報告している．さらに，

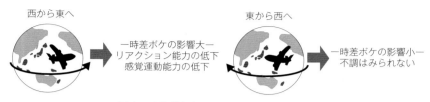

図1 時差ボケとパフォーマンスの概略図
西から東への移動は，体内時計を早める必要があり，時差ボケ状態が長続きしやすい．その結果，パフォーマンスの低下に繋がりやすい．

反復刺激（100Hz）による強縮状態における張力も，朝方よりも夕方に高かった．また，大腿四頭筋におけるMVCを測定し，距離，最大パワー，平均パワー，最大速度，平均速度，すべてにおいて朝よりも夕方の試験で高値を示したと報告している論文もある[3]．また，自転車エルゴメーターを用いたパフォーマンスも夕方に高い．その他，16.1kmのサイクリングでも，7:30よりも17:30でパフォーマンスが良いという報告があり，長時間の持久力においても日内変動が認められた．

まとめると，随意最大筋力，有酸素運動の測定結果，持久力などは，朝よりも夕方にパフォーマンスが高くなる．その一番の理由として，どの文献でも述べられているのは，体温の日内変化である．日中の体温上昇により，血流が良くなり，また神経伝達速度も上がる．さらに，グリコーゲン分解と解糖系が亢進する．これらの変化によって筋力の日内変動が，中枢性もそうだが，末梢性にも起きてくることが考えられる．Fernandesらは，朝または夕方の1,000mの自転車トライアル前後の血中ホルモン等について調べている[4]．インスリン，コルチゾール，テストステロン濃度は，運動前後に関係なく朝の方が高かった．成長ホルモンは夕方の方が高かった．また，運動前後における血糖上昇は，夕方よりも朝の方が高かった．コルチゾールは起床時にピークを持つ日内変動を持ち，これらのホルモンの変化から朝はストレス応答が大きいことがわかる．この結果がパフォーマンスに直接影響したかはまだわからないが，朝と夕方では運動パフォーマンスの生理機能が異なることに違いはない．

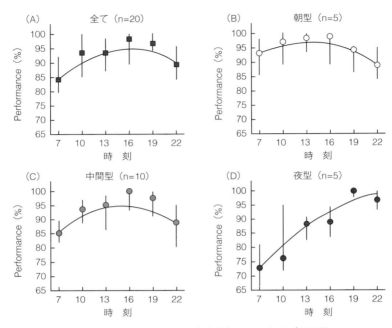

図2 パフォーマンスの日内変動とクロノタイプの関係
1日6回のパフォーマンステストの結果を、クロノタイプ別に解析（それぞれの被験者の最大パフォーマンスを100%として解析）．（Facer-Childs et al., 2015[5]）より引用改変）

クロノタイプとアスリートのパフォーマンス時刻

さて，「アスリートのパフォーマンス能力は夕方に高くなる」は皆に当てはまることなのだろうか．それは正しくはなく，アスリート自身のクロノタイプによって異なることを報告している論文がある[5]．まずFacer-Childsらは，121人の若いアスリートを対象に，質問紙によるクロノタイプ調査（RB-UB chronometric test）を行い，年齢や普段の運動量が同程度の20人を，朝型5人，中間型10人，夜型5人の内訳で抽出した．その20人に，BLEEP fitness test（ビープテスト，有酸素運動の持久力を測定する試験）を7, 10, 13, 16, 19, 22時の計6回行ってもらった．その結果（図2），成績を20人まとめて解析すると，7時，22時は低く，16時から19時に最大となる曲線を描くことができた．この時の最小値から最大値の差は，11.2%であった．一

方で，それぞれのクロノタイプで解析すると，朝型は 13-16 時に，中間型は 16-19 時に，夜型は 19-22 時にピークを持つことがわかった．つまり朝型・夜型の違いが，パフォーマンスの時刻変動に影響を及ぼしたことになる．さらに夜型の値をみると，1日の中で 26.2% もパフォーマンスに差があることがわかった．考察では，エリートアスリートは一般的に朝型が多いといわれており，その理由として本実験結果が当てはまるのではと述べていた（あまり夜に競技が行われないので）．また，個人のパフォーマンス能力が1日の中で最大 26.2% も変化したという結果は，非常に衝撃的な結果であった．例えば，北京オリンピックの男子 100m 走では，1% の差が順位を4つ以上変えてしまう．同じ個人でも競技時刻によってこれだけパフォーマンスに差が出てくるとしたら，それは非常に重大な問題となる．よって，競技時刻に合わせて，事前に体内時計をズラすことで結果も変わってくるかもしれない．特に夜型の選手は，常に朝型に生活するよう心掛けることが大事かもしれない．しかし，休日に夜型に戻ってしまうと，平日と休日の間で社会的時差ボケが生じ，逆に成績悪化に繋がる恐れがあるので要注意である．

文　献

1) Winget CM, DeRoshia CW, Markley CL, et al.: A review of human physiological and performance changes associated with desynchronosis of biological rhythms. Aviat Space Environ Med, 55: 1085-1096, 1984.
2) Guette M, Gondin J, Martin A: Time-of-day effect on the torque and neuromuscular properties of dominant and non-dominant quadriceps femoris. Chronobiol Int, 22: 541-558, 2005. doi:10.1081/cbi-200062407
3) Pullinger SA, Brocklehurst EL, Iveson RP, et al.: Is there a diurnal variation in repeated sprint ability on a non-motorised treadmill? Chronobiol Int, 31: 421-432, 2014. doi:10.3109/07420528.2013.865643
4) Fernandes AL, Lopes-Silva JP, Bertuzzi R, et al.: Effect of time of day on performance, hormonal and metabolic response during a 1000-M cycling time trial. PLoS One, 9: e109954, 2014. doi:10.1371/journal.pone.0109954
5) Facer-Childs E and Brandstaetter R: The impact of circadian phenotype and time since awakening on diurnal performance in athletes. Curr Biol, 25: 518-522, 2015. doi:10.1016/j.cub.2014.12.036

$Que\ 24$ 脂肪燃焼によい運動の時間帯は？

Ans

ヒト試験では，朝食前の運動が，朝食後の運動よりも，その後24時間の脂肪酸化を誘導した．食後の運動では，朝よりも夕方の運動の方が，交感神経の活性化，成長ホルモン分泌による脂肪分解系の亢進が期待できる．動物試験では，朝よりも夕方の運動が高脂肪食摂取による肥満を抑制した．しかしまだエビデンスが少なく，1日のうちどの時刻の運動がダイエットにベストか結論は出せない．

食後よりも食前の運動が脂肪酸化を誘導？

肥満予防に対して，エクササイズが効果的なのは事実である．しかし，ダイエットを行うにあたって，エクササイズのタイミングは1日の中でいつ行ったらいいのだろうか．最近の日本および米国の調査結果では，平日のエクササイズは，ほとんどの人が夕方以降に行っており，朝や昼間に行う人は少数派である．ここではヒトの研究と，筆者らのマウスを使った研究について紹介し，いつ運動したらいいのか議論したいと思う．まずヒトの研究では，ダイエット目的の運動は，食後よりも食前に行う方が効果的であることが多数報告されている．特に，朝食前に運動することで，長時間の絶食後の運動が実現しやすい．筑波大学の岩山先生，徳山先生らの報告では，朝食前の運動，昼食後の運動，夕食後の運動を比べている．その結果，朝食前の運動が，一番脂肪酸化が大きかった[1]．また，食前の運動を行うことで，食後の血中トリグリセリド量の増加を抑えることができるという報告もある．一方で，食後の運動が効果的な報告もある．ある研究では，食前の運動に比べ，食後の運動の方が，運動後24時間における安静時エネルギー消費量が高くなったと述べている[2]．一方，他の研究では，50%$\dot{V}O_2$max のウォーキング運動を食事の30分前か，食事の90分後に行ってもらい，その前後で血中サンプル

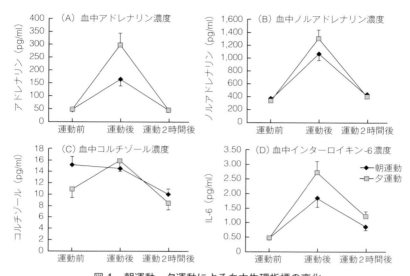

図1 朝運動, 夕運動による血中生理指標の変化
血中アドレナリン, ノルアドレナリン, コルチゾール, インターロイキン-6（IL-6）の運動前, 直後, 2時間後の変化. どちらの群も運動3時間前に決められた食事を摂っている.（Kim et al., 2015[3]）より引用改変）

を解析している．その結果どちらの運動も，食後のトリグリセリドのAUC値は同程度であり，非運動群よりは減少する結果であった．よって，食前，食後のどちらが効果的かという議論はまだ結論に至っていないように思う．また，長期の影響を調べた報告も今後必要である．

朝よりも夕方の運動がダイエットには効果的？

さて，朝と夕方の運動が及ぼす影響については，早稲田大学の金先生，坂本静男先生の研究室から報告がある（図1）[3]．論文では，若年男性10名または14名を対象に，朝（9時-10時），または夕方（17時-18時）に最大酸素摂取量60％で60分間の走運動を実施した．その際に，食事は決められたものを運動の3時間前に摂ってもらうことで，運動中の栄養状態を揃えてある．その条件で，運動前，運動直後，運動後2時間経った後の血液成分を分析した．結果として，夕方の運動は朝の運動より，運動負荷による血中アドレナリン，ノルアドレナリン，成長ホルモン，遊離脂肪酸，インターロイキン-6（IL-6：interleukin-6）の濃度上昇が有意に高いことがわかった．成

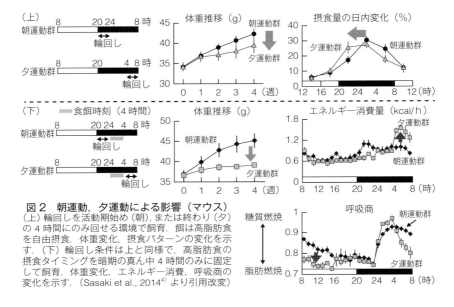

図2 朝運動，夕運動による影響（マウス）
（上）輪回しを活動期始め（朝），または終わり（夕）の4時間にのみ回せる環境で飼育．餌は高脂肪食を自由摂食．体重変化，摂食パターンの変化を示す．（下）輪回し条件は上と同様で，高脂肪食の摂食タイミングを暗期のまん中4時間のみに固定して飼育．体重変化，エネルギー消費，呼吸商の変化を示す．（Sasaki et al., 2014[4]）より引用改変）

長ホルモンによるホルモン感受性リパーゼを介した脂肪分解，アドレナリン・ノルアドレナリンによる脂肪分解系亢進などを考慮すると，朝よりも夕方の運動がダイエットには良いのではと考えられた．また，運動後の血中IL-6濃度の上昇は，脂肪細胞，筋細胞からの分泌と考えられ，脂肪分解，遊離脂肪酸の放出に寄与する．血中に放出された遊離脂肪酸は持久性運動時の重要なエネルギーであり，Que23で述べたパフォーマンスが夕方に高いという話にも繋がるだろう．また今後，長期間の朝運動または夕運動負荷が，実際に体重変化にどのように影響するのかを調べた研究結果が必要である．

マウスでも，朝よりも夕方の運動が効果的？

最後に，実験動物を用いた筆者らの運動タイミング実験の結果を紹介する[4, 5]．まず，マウスの飼育ケージ内に設置した輪回しを，ある時刻にしか回せないように自動で制御できる装置を開発した．これを用い，夜行性マウスにとっての朝（暗期開始時の4時間）または夕方（暗期終了付近の4時間）にのみ輪回しが回せるようにして4週間高脂肪食を自由摂食させた状態で飼育した．その結果，図2のように朝よりも夕方に運動させることで高脂肪

食による過度な体重増加を抑える結果を得た．しかし，この条件では摂食パターンが同時に変化しており，朝運動群は運動後に餌を食べ，夕方運動群では運動前により餌を食べていることがわかった．そこで次に，食事を暗期の真ん中（4時間のみ）に固定して同様の実験を行った結果，それでも夕方運動群が朝運動群に比べて体重増加を抑制した．その際に，夕方運動群は食後に運動したことになり，運動中のエネルギー消費が大きく増えたが，朝運動群ではその変化はみられなかった．また，夕方運動群は明期の寝ている間に，より脂肪を燃焼している呼吸商のデータを得た．これらの結果を統合すると，高脂肪食摂取による体重増加は，朝よりも夕方の運動により抑制することができた結果となった．また，マウスの食餌を1日4時間に限定した場合，食前よりも食後の運動が効果的である結果も同時に得ることができた．今後，食餌時刻をよりヒトに近づけた状態（1日2食または3食）で朝，夕どちらの運動が体重増加抑制に効果的かを追っていく．それにより，実際に朝食前後，または夕食前後の，一体どの時刻の運動がダイエットにベストなタイミングであるのかしっかり検討することができるだろう．

文 献

1) Iwayama K, Kurihara R, Nabekura Y, et al.: Exercise Increases 24-h Fat Oxidation Only When It Is Performed Before Breakfast. EBioMedicine, 2: 2003-2009, 2015. doi:10.1016/j.ebiom.2015.10.029
2) Barwell ND, Malkova D, Leggate M, et al.: Individual responsiveness to exercise-induced fat loss is associated with change in resting substrate utilization. Metabolism, 58: 1320-1328, 2009. doi:10.1016/j.metabol.2009.04.016
3) Kim HK, Konishi M, Takahashi M, et al.: Effects of Acute Endurance Exercise Performed in the Morning and Evening on Inflammatory Cytokine and Metabolic Hormone Responses. PLoS One, 10: e0137567, 2015. doi:10.1371/journal.pone.0137567
4) Sasaki H, Ohtsu T, Ikeda Y, Tsubosaka M, Shibata S: Combination of meal and exercise timing with a high-fat diet influences energy expenditure and obesity in mice. Chronobiol Int, 31: 959-975, 2014. doi:10.3109/07420528.2014.935785
5) Sasaki H, Hattori Y, Ikeda Y, Kamagata M, Shibata S: Eating meals before wheel-running exercise attenuate high fat diet-driven obesity in mice under two meals per day schedule. Chronobiol Int, 32: 677-686, 2015. doi:10.3109/07420528.2015.1035439

Que 25 夜遅い運動は体内時計に悪影響？

Ans

夜遅い運動は体内時計の後退をもたらす．また，運動後に交感神経優位な状態が続くことで，睡眠中の体温低下が抑制され，睡眠の質が低下する．

夜の運動は体内時計を後退させる

Que21でも紹介した通り，夜の運動は体内時計を後退させる．マウスを用いた筆者らの実験データでは，活動期の後半のトレッドミル運動（30-120分）は，運動量依存的に肝臓や腎臓などの末梢臓器の体内時計の位相を後退させた．また，ヒトでも同様の結果が報告されている．サンプル数が1人と少ないが，夜の筋トレを続けると毛包細胞の時計遺伝子発現リズムが後退した．

一方で，メラトニン分泌リズムを指標にして，運動のタイミングが体内時計の位相に及ぼす影響を調べた報告がいくつかある[1]．Buxtonらは，1日の運動負荷（1時間の高強度の運動，75%$\dot{V}O_2Max$）による影響を調べている[2]．運動は，朝9時，昼13時，夕方18時，夜中0時のいずれかに行い，その後2日間の血中メラトニン濃度リズムを調べた．その結果，夕方18時に運動した時に直後の夜間のメラトニンリズムが前進したが，2日目にはその影響は消失した．また，夜中の運動はリズムの後退を示した．今回の1日の運動では，急性の応答を見ている可能性があり，体内時計にまで影響を及ぼしたかどうかはわからない．しかし，夜中の運動がメラトニンリズムの後退効果を示したという研究結果は他にも文献があるので正しいだろう．また，運動の強度は，長時間の中等度運動（3時間，40-60%$\dot{V}O_2Max$），または短時間の高強度運動（1時間，75%$\dot{V}O_2Max$），どちらも体内時計への作用は同じであった．よって，確実に言えることは，夜遅い運動は体内時計の夜型化を助長させる恐れがあるということである．このように夜の運動は夜型化を引

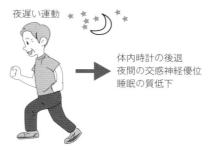

図1　夜遅い運動による影響の概略図

き起こす一方で，朝や午前中の運動は朝型化を助長するし，さらに朝の運動はメラトニン分泌を止めることにより，朝の眠気をなくす効果が知られている．以前ヒトを対象とし，カフェインの夜間の摂取による体内時計の後退（Que16参照）の研究において，夜間の光とカフェインの同時処置は，それぞれの単独処置より，後退が大きく出現することを報告している．したがって，例えば24時間オープンのトレーニングジムでの運動は，おそらく光照射下で行うことが考えられ，夜間の運動は光による後退と相まって体内時計をますます後退させる可能性が指摘される．

夜遅い運動で，交感神経が活発に

夜遅い運動は，その後の睡眠にも影響を与える可能性がある（図1）．Yamanakaらは，普段の生活において朝の運動と夕方の運動が体内時計や心機能，睡眠に与える影響を検討している[3]．隔離実験室内で，睡眠-覚醒時刻を通常に近い状態に固定し，起床3時間後に運動（60%$\dot{V}O_2max$，2時間）をする朝運動群，起床10時間後に運動をする夕運動群を設定し，4日間の運動負荷を行った．その結果，4日間の朝，または夕運動はメラトニン分泌リズムには大きな影響を与えなかった．しかし，朝運動は夕運動に比べ，その日の夜間睡眠中における心拍変異度（heart rate variability：HRV）のHF（high frequency，副交感神経活性の指標）が増加することがわかった．その一方で，夕運動群は運動後も交感神経優位な状態が続き，睡眠中の直腸温低下が抑制され，睡眠中の心拍数も高く，睡眠を妨害する可能性が考えられた．さらに別の研究では，ヨーロッパのプロサッカークラブ選手を被験者と

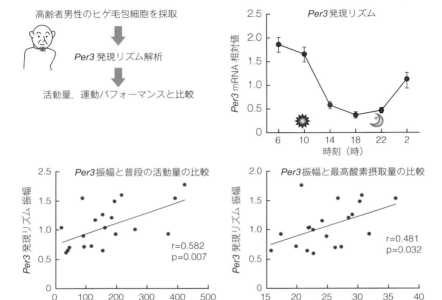

図2 高齢者の運動量と時計遺伝子 Per3 の相関
(右上)高齢者20人のヒゲ毛包細胞を用いた Per3 発現リズム解析結果．(下)普段の活動量（MVPA），または運動負荷試験による最高酸素摂取量（peak$\dot{V}O_2$），それぞれと Per3 発現リズムの振幅を比較したグラフ．どちらも運動量と振幅に正の相関あり．（Takahashi et al., 2017[5] より引用改変）

した調査がある[4]．選手の生活パターンから，昼間のトレーニング日，日中の試合日，夜の試合日の3種類に分けて解析している．それぞれの日で，睡眠時間，睡眠の質，その後の回復度を質問紙にて回答してもらった結果，夜の試合があった後は，他の日に比べ，睡眠時間が短く，睡眠の質も悪く，回復度も悪かった[4]．よって，より良い睡眠を考えると夕方の運動よりも朝の運動の方がいいのではと考えられた．

☕ Coffee Break
高齢者は，運動や食事で体内時計をしっかりと

筆者らの研究室で，Que9で説明したヒゲの毛包細胞を用いたヒト体内時計の測定を行った[5]．対象者は，高齢者（平均年齢68歳）で，加速度計による1週間の普段の活動量測定（MVPA），エルゴメーターによる最高酸素摂取量

（peak$\dot{V}O_2$）測定，毛包細胞採取による24時間の時計遺伝子発現リズムを測定した．結果，図2に示すとおり，毛包細胞の*Per3* mRNA発現はきれいな日内変動を示した．面白いことに，この*Per3*の発現リズムの振幅が，普段の活動量，または最高酸素摂取量と，正の相関を示した．よって，普段活発な高齢者は，体内時計のメリハリが良いのかもしれない．

一方，筆者らは老齢のマウス（18カ月齢以上）を用いて，運動や食餌による体内時計のリセット効果を検討した[6]．その結果，老齢マウスでは，交感神経活性が低下し，コルチコステロン分泌も減少していた．その結果，運動による体内時計のリセット効果は弱まっていた．それに対し，食餌による体内時計リセット効果は若いマウスと差がみられなかった．よって，高齢者は運動も大事だが，食事による体内時計リセットの方がより効果的かもしれない．

文 献

1) Richardson CE, Gradisar M, Short MA, et al.: Can exercise regulate the circadian system of adolescents? Novel implications for the treatment of delayed sleep-wake phase disorder. Sleep Med Rev, 34: 122-129, 2017. doi:10.1016/j.smrv.2016.06.010
2) Buxton OM, Lee CW, L'Hermite-Baleriaux M, et al.: Exercise elicits phase shifts and acute alterations of melatonin that vary with circadian phase. Am J Physiol Regul Integr Comp Physiol, 284: R714-R724, 2003. doi:10.1152/ajpregu.00355.2002
3) Yamanaka Y, Hashimoto S, Takasu NN, et al.: Morning and evening physical exercise differentially regulate the autonomic nervous system during nocturnal sleep in humans. Am J Physiol Regul Integr Comp Physiol, 309: R1112-R1121, 2015. doi:10.1152/ajpregu.00127.2015
4) Fullagar HH, Skorski S, Duffield R, et al.: Impaired sleep and recovery after night matches in elite football players. J Sports Sci, 34: 1333-1339, 2016. doi:10.1080/02640414.2015.1135249
5) Takahashi M, Haraguchi A, Tahara Y, et al.: Positive association between physical activity and PER3 expression in older adults. Sci Rep, 7: 39771, 2017. doi:10.1038/srep39771
6) Tahara Y, Takatsu Y, Shiraishi T, et al.: Age-related circadian disorganization caused by sympathetic dysfunction in peripheral clock regulation. NPJ Aging Mech Dis, 3: 16030, 2017. doi:10.1038/npjamd.2016.30

Que ストレスが体内時計に及ぼす影響は？
26

Ans

物理的・心理的なストレスは，末梢時計の強力な同調因子となり，ストレスを与える時刻依存的に末梢時計の時刻変化を起こす．作用メカニズムとして，ストレスによる交感神経の活性化，グルココルチコイドの分泌，さらに酸化ストレスの上昇が考えられる．またストレスに対する生理応答にも日内リズムが存在する．

ストレスによる末梢時計変化

拘束ストレスは，古典的なストレス負荷方法であり，マウスを狭い空間に一定時間閉じ込めることで，痛みを伴わずに，物理的，かつ心理的なストレスを与えることができる．筆者らは，この拘束ストレスをマウスの非活動期に1日2時間（ZT4-6）負荷し，その後に末梢時計（時計遺伝子 *Per2* の発現変動）を測定した[1]．その結果，図1に示す通り肝臓や腎臓などの末梢時計はストレス負荷に応答し，発現ピーク時刻が大きく前進した．これらの変化は，中枢時計（SCN）ではみられなかったが，大脳皮質や海馬，副腎皮質などでは同様にみられた．同様の実験を，異なるストレス負荷で検討した結果，社会的ストレス（攻撃性の強いマウスの住むケージに，一定時刻同居させる．喧嘩を防止するため，金網の仕切りを入れておく）や，高所不安ストレス（地上から高さ約30cmに固定した狭いステージに一定時間載せる）においても，同様の末梢時計応答がみられた．つまり，物理的，または心理的・精神的ストレスは，同じように末梢時計の時刻変化を起こす．

さらに，拘束ストレスの時刻を変えて実験を行ったところ，光や食餌同調と同様に，刺激時刻依存的な末梢時計応答を確認した．つまり，暗期始め（ZT12-14）のストレス負荷は末梢時計に影響がなく，暗期半ば（ZT18-20）のストレス負荷は位相後退，明期始め（ZT0-2）のストレス負荷は臓器によっ

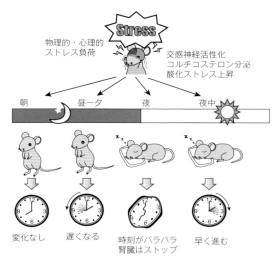

図1 ストレスによる末梢時計応答の概略図
ストレスの時刻により，末梢時計の応答が異なる．（Tahara et al., 2015[1]）

て前進，または振幅低下を引き起こした（図1）．一方，長期間のストレス負荷は，ストレス耐性の形成をもたらすことが知られている．筆者らの実験でも，4週間のストレス負荷（明期ZT4-6，週3日間）を続けた結果，マウスの末梢時計はストレス応答せず，通常の時刻を示していた．よって，ストレスへの耐性形成は，ストレスによる末梢時計応答を減弱させた．

交感神経系，内分泌系，酸化ストレスの関与

ストレス負荷は，交感神経の活性化（アドレナリン，ノルアドレナリンの分泌），副腎皮質からのグルココルチコイド（ヒトではコルチゾール，マウスではコルチコステロン）の分泌，さらに全身の酸化ストレスレベルの上昇を引き起こす．これらの経路は，直接末梢時計の同調に繋がることがわかっている．つまり，交感神経系の活性化は，細胞内でCREBのリン酸化を促し，リン酸化CREBはプロモーター領域にあるCREサイトに結合し，時計遺伝子 *Per1* の発現増加を引き起こす[2]．また，グルココルチコイドは，グルココルチコイド受容体を介して，*Per1* や *Per2* の発現上昇を引き起こす[3]．また，酸化ストレスは，細胞レベル，マウス個体レベルにおいて強い体内時計同調

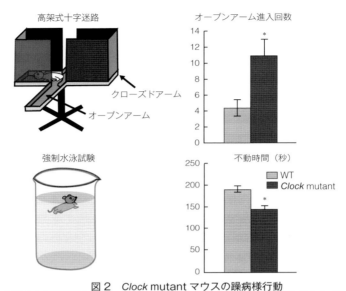

図2 Clock mutant マウスの躁病様行動
（上）高架式十字迷路試験．Clock mutant マウスはオープンアーム進入回数が多く，不安が少ない．
（下）強制水泳試験．Clock mutant マウスは，不動時間が少なく，うつ傾向が小さい．*$p<0.05$．
（Roybal et al., 2007[5]）より引用改変）

作用を引き起こすことが報告されている（Que27 参照）[4]．これらの刺激に対する体内時計応答にも，ストレスと同様に，刺激時刻依存性がみられ，明期の真ん中の刺激は体内時計前進作用，暗期の後半の刺激は体内時計後退作用を示す．

躁うつ病と体内時計

夜間交替勤務者は，うつ病の発症率が高まる．また，明暗環境の変化を繰り返すことで，マウスはうつ症状を示すことも報告されている．一方で，時計遺伝子 Clock の変異マウスや Per2 の KO マウスは，うつとは逆の，躁病様のフェノタイプを示す．例えば，オープンフィールド試験では活動量が高くなり，さらに高架式十字迷路試験（十字型の高台の，2方向は不安を誘発する壁なし，その他の2方向は不安が少ない壁あり．壁なしの高台（オープンアーム）に出ている時間，回数を計測する試験）では，オープンアームへの進入回数が有意に増加する．また，強制水泳試験（水の中で泳がせ，不動

時間を計測.不動時間が長いほどうつ傾向となる試験)でも,不動時間が減り,元気に動き回る(図2)[5].これは,ドーパミン産生酵素であるチロシンヒドロキシラーゼが増加していること,ドーパミンの分解酵素であるMaoAの量が減ることで,結果的にシナプス間のドーパミン量が増加していることが関係している.またドーパミン系の変化により,*Clock* mutantマウスは,コカインへの感受性が高く,薬物依存が起こりやすいこともわかっている.

情動の日内変動

不安,うつといった気分・情動にも,日内変動が存在する.強制水泳試験における不動時間は明期に長く,暗期に短い.また,マウスでは高架式十字迷路において,マウスの活動期始めに不安が強く,非活動期始めに不安が少ない日内変動がみられる.また,これらの日内変動は,扁桃体基底外側核における時計遺伝子が関与しており,*Bmal1*を扁桃体や海馬,大脳皮質特異的にノックアウトすると,不安行動の日内変動は消失する[6].よって,脳内の体内時計は気分や情動行動を制御している.

文献

1) Tahara Y, Shiraishi T, Kikuchi Y, et al.: Entrainment of the mouse circadian clock by sub-acute physical and psychological stress. Sci Rep, 5: 11417, 2015. doi: 10.1038/srep11417
2) Terazono H, Mutoh T, Yamaguchi S, et al.: Adrenergic regulation of clock gene expression in mouse liver. Proc Natl Acad Sci USA, 100: 6795-6800, 2003. doi:10.1073/pnas.0936797100
3) Yamamoto T, Nakahata Y, Tanaka M, et al.: Acute physical stress elevates mouse period1 mRNA expression in mouse peripheral tissues via a glucocorticoid-responsive element. J Biol Chem, 280: 42036-42043, 2005. doi:10.1074/jbc.M509600200
4) Tahara Y, Yokota A, Shiraishi T, et al.: In vitro and in vivo Phase Changes of the Mouse Circadian Clock by Oxidative Stress. J Circadian Rhythms, 14: 1-7, 2016. doi:10.5334/jcr.136
5) Roybal K, Theobold D, Graham A, et al.: Mania-like behavior induced by disruption of CLOCK. Proc Natl Acad Sci USA, 104: 6406-6411, 2007. doi: 10.1073/pnas.0609625104
6) Nakano JJ, Shimizu K, Shimba S, et al.: SCOP/PHLPP1 β in the basolateral amygdala regulates circadian expression of mouse anxiety-like behavior. Sci Rep, 6: 33500, 2016. doi:10.1038/srep33500

Que 27 酸化ストレスと体内時計の関係は？

Ans

　運動により蓄積される酸化ストレスも，体内時計の同調因子となる．また，抗酸化タンパク質の発現には体内時計制御が報告されており，そのシステムは植物から哺乳類まで共通である．よって，異物，薬物，毒物などの暴露タイミングに対する抗酸化系の応答には昼夜差がみられる．

酸化ストレスによる体内時計同調

　運動やストレス負荷は，活性酸素（Reactive Oxygen Species：ROS）を発生させ，酸化ストレスを誘発する．先に述べた通り，運動やストレス負荷は体内時計の同調因子となるが，その経路の1つとして酸化ストレスが挙げられる．線維芽細胞を用いた実験で，H_2O_2（過酸化水素）投与により酸化ストレスを誘発させると，細胞内の時計遺伝子が同調し，H_2O_2濃度依存的に発現の日内変動がみられる[1]．また，デキサメタゾンで同調させたPER2::LUC細胞への一時的なH_2O_2投与（30分間）は，濃度依存的，かつ投与時刻依存的にPER2::LUCリズムのピーク時刻を変化させる．さらに，個体レベルでもH_2O_2投与またはHemin投与による酸化ストレス誘発は，末梢臓器（肝臓や腎臓）のPER2タンパク発現リズムの時刻を変化させる．これらの変化は，酸化ストレスに伴うCK2（casein kinase 1），HSF-1（heat shock factor 1），BMAL1などの活性化によるものと考えられている[2]．

抗酸化分子と時計遺伝子

　ROSの発生は，DNA，タンパク質，脂質などを酸化させ，これらの生理的な機能を阻害する．また，ROSは老化とともに増加し，ROSによる障害はがん，心疾患，メタボリックシンドロームに繋がる．ROSの除去は，スーパーオキシドディスムターゼ（SOD），カタラーゼ，グルタチオン，グルタチオンペルオキシダーゼ，ペルオキシレドキシン，チオレドキシンなどの抗

酸化分子によって行われる．これらの遺伝子発現にはほとんどで日内変動があることがわかっている[3]．これらの日内変動を制御しているタンパク質としてNRF2が挙げられる．NRF2はカタラーゼやグルタチオンSトランスフェラーゼなどの抗酸化遺伝子の発現を制御する転写因子である．酸化ストレスや小胞体ストレス刺激により活性化し，ARE配列に結合することでこれらの遺伝子発現を促進させる．*Nrf2*のプロモーター領域にはE-boxが存在し，*Nrf2*の発現には日内変動がみられ，マウスでは明期にピークを持つ．一方，スーパーオキシドディスムターゼやグルタチオンペルオキシダーゼは，PPAR*α*によって発現制御を受けている．PPAR*α*は核内受容体かつ体内時計の出力因子として活性に日内変動を持つことから，これらの抗酸化因子の日内変動も制御している．また，メラトニンは睡眠誘発ホルモンであり，また抗酸化作用を持つホルモンでもある．メラトニンもまた夜間に分泌される日内変動を持つ．

　一方，植物でもシロイヌナズナを使った研究で，体内時計による酸化ストレス制御システムが明らかになっている．シロイヌナズナではCCA1（Circadian Clock Associated 1）が抗酸化遺伝子の発現を制御し，ROSの量や抗酸化遺伝子の発現量に日内変動がみられる．また，酸化ストレス刺激に対する応答にも日内変動が存在する．

疾患モデルと体内時計

　ブレオマイシン誘発性の肺線維症モデルでは，*Clock* mutantマウスはWTに比べて症状がより悪化する[4]．この理由として，先に述べたCLOCK/BMAL1による*Nrf2*の転写制御が挙げられる．図1のように，*Clock* mutantマウスの肺における*Nrf2* mRNA量は，日内変動の消失とともに，1日を通しての発現量が有意に低下する．その結果WTでは，NRF2に駆動されるグルタチオンSトランスフェラーゼ等の抗酸化因子の発現量に日内変動がみられるが，*Clock* mutantでは1日を通して発現量が低下した．よって，ブレオマイシン投与により発生した酸化ストレスを対処できず，*Clock* mutantではより線維化が亢進した結果となった．同様に，*Bmal1* KOマウスでは，WTに比べROSの蓄積量が多い．*Bmal1* KOでは，老化の促進，サルコペニア，*β*細胞の機能低下などなど多くのフェノタイプを示すが，その一因と

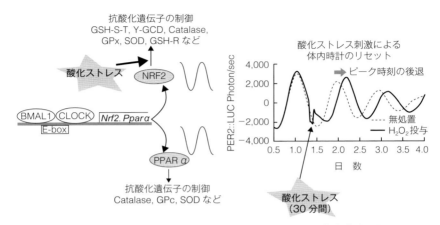

図1 抗酸化因子の概日時計制御と酸化ストレスによる体内時計同調
(左) CLOCK/BMAL1 は E-box を介して *Nrf2* や *Pparα*の発現に日内リズムをもたらし、その制御下にある抗酸化因子も日内リズムを持つ。(右) 線維芽細胞に H_2O_2 を培地投与すると、PER2::LUC 発光リズムのピーク時刻が大きく変化する。(Tahara et al., 2016[1) より引用改変)

して酸化ストレスの亢進があるだろう。

☕ Coffee Break
時間毒性学とは？

上述のように抗酸化システムには体内時計制御が存在し、毒物等の暴露に対する応答には昼夜差が生まれてくる。一方で、24 時間稼働する工場などの職場において、金属や薬物などの職場有害因子への被曝は様々な時刻に起こり得る。そこで近年、労働安全衛生総合研究所の三浦伸彦先生が主体となって「時間毒性学」が提唱されている。実際に、金属であるカドミウムは発がん性物質として金属毒性が報告されているが、マウスへのカドミウム暴露に対する生理応答が時刻依存性を示すことを、三浦先生らが報告している[5]。つまり、明期に塩化カドミウムを腹腔内投与したマウスはすべて死亡したが、暗期に投与したマウスはすべて生存していた。これは、グルタチオンの活性に昼夜差が存在したからだと結論付けている (図2)。よって、非活動期の金属毒性の危険性増加は、夜間交替勤務者の健康被害リスク増加に繋がるだろう。今後、このような毒性学と体内時計に関する知見が増えることを期待する。

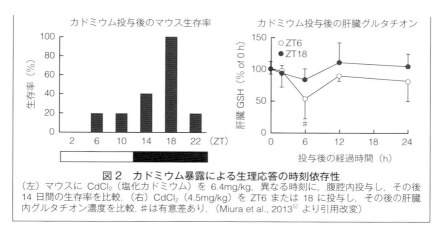

図2　カドミウム暴露による生理応答の時刻依存性
（左）マウスに CdCl₂（塩化カドミウム）を 6.4mg/kg，異なる時刻に，腹腔内投与し，その後14日間の生存率を比較．（右）CdCl₂（4.5mg/kg）を ZT6 または 18 に投与し，その後の肝臓内グルタチオン濃度を比較．#は有意差あり．（Miura et al., 2013[5] より引用改変）

文　献

1) Tahara Y, Yokota A, Shiraishi T, et al.: In vitro and in vivo Phase Changes of the Mouse Circadian Clock by Oxidative Stress. J Circadian Rhythms, 14: 1-7, 2016. doi:10.5334/jcr.136
2) Tamaru T, Hattori M, Ninomiya Y, et al.: ROS stress resets circadian clocks to coordinate pro-survival signals. PLoS One, 8: e82006, 2013. doi:10.1371/journal.pone.0082006
3) Patel SA, Velingkaar NS, Kondratov RV: Transcriptional control of antioxidant defense by the circadian clock. Antioxid Redox Signal, 20: 2997-3006, 2014. doi:10.1089/ars.2013.5671
4) Pekovic-Vaughan V, Gibbs J, Yoshitane H, et al.: The circadian clock regulates rhythmic activation of the NRF2/glutathione-mediated antioxidant defense pathway to modulate pulmonary fibrosis. Genes Dev, 28: 548-560, 2014. doi:10.1101/gad.237081.113
5) Miura N, Ashimori A, Takeuchi A, et al.: Mechanisms of cadmium-induced chronotoxicity in mice. J Toxicol Sci, 38: 947-957, 2013.

Q_{ue} 28 低酸素シグナルと体内時計の関係は？

Ans

運動による筋細胞の低酸素刺激への応答は，活動期の始めに最も高まる．また，血中や組織中の酸素濃度には日内変動がみられる．低酸素誘導性因子HIF1は，時計遺伝子産物のBMAL1，CLOCK，PER2と相互作用し，時計遺伝子発現や低酸素応答の日内変動を共に制御する．また，低酸素刺激は，細胞，組織，行動レベルで体内時計の同調をもたらす．

低酸素応答と時計遺伝子の関係

低酸素刺激に対して，低酸素誘導性因子のHIF（hypoxia-inducible factor）タンパク質が知られている．HIF1αは，通常酸素濃度下ではユビキチン・プロテアソーム系により分解が促進されているが，低酸素になると分解が抑制される．低酸素により増えたHIF1αタンパクはHIF1βと結合し，遺伝子のプロモーター領域にあるhypoxia response element（HRE）配列に結合することで各遺伝子の発現を亢進し，低酸素に対応する．一方で，時計遺伝子BMAL1，CLOCKはHIF1βと配列が似ており，DNA結合（bHLH）ドメインと転写因子に共通なPASドメインを持つ．最近の研究ではBMAL1/CLOCKがヘテロ2量体を作るのと同様に，HIF1α/BMAL1の2量体でも機能していることがわかった[1,2]．また，HIF1α/BMAL1はHREに結合したり，HIF1α/HIF1βはCLOCK/BMAL1が結合すべきE-boxにも結合し転写活性を制御していることがわかった．そこで，細胞レベルで低酸素刺激を行うと，*Per1/2*，*Rev-erb*αといった時計遺伝子の発現量が一過的に上昇し，低酸素刺激が体内時計の同調因子となり得ることも報告されている[3]．よって，HIFと時計遺伝子は密接な関係を持っていることがわかる（図1）．

生体内における酸素濃度の日内変動

マウス個体レベルでは，酸素消費は活動期に高く，非活動期に低い日内変

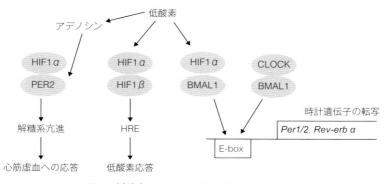

図1 低酸素因子HIFと時計遺伝子の相互作用

動がみられる．また，血中の酸素濃度も同様に活動期に高くなる．さらに腎臓組織内における酸素濃度を，テレメトリーセンサーを使って調べた結果，やはり活動期に高い濃度の日内変動がみられた．そこで培養細胞を用いて，インキュベーター内の酸素濃度を12時間5％：12時間8％と変えた結果，そのサイクルに応じて時計遺伝子の発現にリズム性がみられることもわかった[3]．また，薬物を使って24時間ずっと低酸素状態を模倣すると，体内時計の周期はコントロールに比べて延長する．周期延長効果は，中枢時計SCNの組織培養下でもみられた．これらの変化はすべてHIF1α依存的であり，HIF1α欠損細胞では変化がみられなかった．

筋肉における低酸素と体内時計

運動による低酸素刺激が，HIF1を介して，筋肉における嫌気的解糖を促進させ，乳酸などの産生に繋がる．筋細胞を用いた研究では，*Bmal1*をKOすると，嫌気的解糖の促進が抑制されることが報告されている．これは上述のBMAL1がHIF1αと相互作用してHIF1αの下流遺伝子の転写を促進させているからと考えられる．一方で，運動による筋肉の低酸素シグナル応答は，マウスの活動期の始めの運動が，1日で一番高い応答を示した．また，マウス肝臓では，明期の中頃から終わり（ZT6-12）付近の低酸素刺激が，1日で一番低酸素応答の遺伝子変化がみられた[1]．一方，心臓発作は朝方に起きやすい．心筋虚血状態における低酸素応答は重要なシステムである

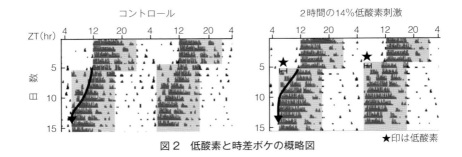

図2 低酸素と時差ボケの概略図

が,ここでも時計遺伝子の関与が示されている[4].低酸素状態で増えるアデノシンがアデノシン受容体を介し,*Per2* の発現上昇を引き起こし,PER2 と HIF1α の相互作用により解糖系の亢進を促進させる[2].したがって,*Per2* KO マウスは虚血によるダメージが大きく出現した.

低酸素刺激で時差ボケ解消?

上述のように低酸素刺激は,体内時計への刺激(同調因子)になる(図2).では,光や食事と同様に,低酸素刺激も時差ボケ解消に一役買うことができるだろうか.Adamovich らはマウスで実験を行い報告している[3].明暗環境を6時間前進させて,活動リズムのシフトをみる実験において,明暗シフトの初日に,暗期開始後2時間に渡り14%の低酸素環境下にする.すると,その後の活動リズムのシフト完了が,コントロールに比べて2日ほど早まった.つまり,海外旅行に行った際に,渡航先の朝,活動開始時刻に合わせて低酸素刺激を行うと,時差ボケ解消に良いのかもしれない.低酸素刺激には運動が身近でよいだろう.一方で,山登りは高度の上昇に伴い酸素濃度が低下する.体内時計リセットを目的にするならば,山登りは朝に行う方がいいのかもしれないが,上述のように,朝は心臓発作の危険が高く,さらに長期の低酸素暴露は体内時計の周期を延ばすので注意が必要ともいえる.

Que28 低酸素シグナルと体内時計の関係は？

☕ Coffee Break
明暗ボックス

写真（図3）は、筆者が現在留学中の研究室にある、マウス用の明暗ボックスである。中にはタイマーに接続された蛍光灯、さらに行動を測定する赤外線セ

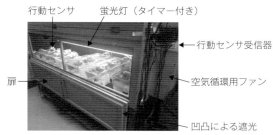

図3 明暗ボックスの例

ンサーがケージの上に設置できる．両側には空気清浄用のファンとフィルターを付け，その部分は光が漏れないように中でジグザグに空気が抜けるようになっている．また，扉にも凹凸を付け，遮光性を高めている．ちなみに留学先では，明暗ボックスのことを「coffin（コフィン）」と呼ぶ．Coffin の意味は棺，棺桶という意味で，どうやら形が似ているからそう呼んでいるらしい．生きたマウスを入れているのに coffin1，coffin2…（棺桶1，棺桶2）と番号を付けて呼ぶのもなんとも言えない感覚である．

文　献

1) Peek CB, Levine DC, Cedernaes J, et al.: Circadian Clock Interaction with HIF1α Mediates Oxygenic Metabolism and Anaerobic Glycolysis in Skeletal Muscle. Cell Metab, 25: 86-92, 2017. doi:10.1016/j.cmet.2016.09.010
2) Eckle T, Hartmann K, Bonney S, et al.: Adora2b-elicited Per2 stabilization promotes a HIF-dependent metabolic switch crucial for myocardial adaptation to ischemia. Nat Med, 18: 774-782, 2012. doi:10.1038/nm.2728
3) Adamovich Y, Ladeuix B, Golik M et al.: Rhythmic Oxygen Levels Reset Circadian Clocks through HIF1α. Cell Metab, 25: 93-101, 2017. doi:10.1016/j.cmet.2016.09.014
4) Wu Y, Tang D, Liu N, et al.: Reciprocal Regulation between the Circadian Clock and Hypoxia Signaling at the Genome Level in Mammals.Cell Metab, 25: 73-85, 2017 doi:10.1016/j.cmet.2016.09.009

Q^{ue}_{29} 運動の中枢時計への作用とは？

Ans

運動は，末梢時計のみならず，中枢時計にも影響を及ぼす．食事も末梢時計を動かすが，中枢時計は動かさない．その点が，運動と食事の同調の違いかもしれない．マウスでは運動は暗パルス同調として光同調とは逆の作用を示す．しかし，昼行性動物では運動は光同調と同様の作用を示す．

運動による暗パルス同調

運動が中枢時計であるSCNのリズム機構に及ぼす影響は良く知られている．中枢時計や活動リズムは，光によりリセットされるので，光パルス同調と呼ばれている．しかしながら，中枢時計は，恒明条件下で一時的に暗い刺激を与える暗パルスに対するリセット効果も知られている[1]．この暗パルスと同様の同調を引き起こすものとして，強制的な運動刺激，およびメラトニン投与，ベンゾジアゼピン系薬物投与などが知られている．この場合の強制的な運動とは，覚醒作用を引き起こすことに意味があり，ケージ交換，生理食塩水の腹腔内投与など，他の覚醒刺激でも体内時計がリセットされることがわかっている．マウスやラットを用いた実験では，暗期始めの光パルスで位相後退，暗期終わりの光パルスで位相前進を引き起こす．しかし，運動などの暗パルスは，明期の真ん中から終わりの刺激で位相前進を，暗期の終わりの刺激で位相後退を起こす．つまり光パルスによる同調と運動などの暗パルスによる同調は，刺激時刻に対する応答が真逆の方向になる（図1）．

筆者らは，マウスの研究で，運動やベンゾジアゼピン系の薬物を与え，SCNの時計遺伝子発現リズムを調べた．その結果，位相前進を引き起こす非活動期の真ん中に，運動または投与を行ったところ，SCNの*Per1*や*Per2*の時計遺伝子発現が急速に低下することがわかった[2]．一方で，光パルスはSCNの*Per1, 2*の発現量を増加させる．よって，暗パルスで

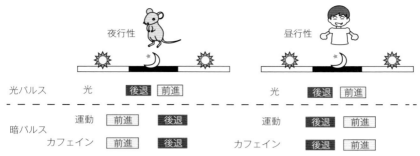

図1 昼行性，夜行性動物の中枢時計における，光パルス，暗パルス同調の概要図
マウスなどの夜行性動物では光パルスと暗パルスで逆の位相応答を示すが，ヒトなどの昼行性動物では光刺激と覚醒刺激は同じ位相応答を示す．

ある運動やベンゾジアゼピンは光パルスとは真逆の作用をSCNにもたらす．しかし，*Per1*や*Per2*の一過性の発現低下のメカニズムについては完全には解明されていない．

光パルスと暗パルスの組み合わせとセロトニン神経

光パルス同調と暗パルス同調の相互作用を調べた研究がある．光刺激で位相が変化する時間帯に，非光刺激のベンゾジアゼピンを同時に投与した結果，行動リズムの位相シフトは起こらず，さらに光によるSCNの*Per1*や*Per2*の遺伝子発現増大もブロックされた．すなわち，光パルスと暗パルスを同時に刺激すると，打ち消しあうことがわかった．一方，光刺激による位相前進と運動による位相前進をどちらも適切なタイミングで行うと，位相前進が加速する．

昼行性動物では，覚醒刺激は光パルス同調を強める

これまでの夜行性動物（マウスやラット）の話では，光による同調と運動による同調は逆の位相反応を示すと述べた．では昼行性動物ではどうか．Que8に述べた通り，昼行性でも夜行性でもSCNの時計遺伝子発現リズムや神経活性リズムは同じ時刻に高い．また，光に対する応答も同じで，暗期の始めの光は位相後退，暗期の終わりの光は位相前進となる．つまり，光パルス同調は，「マウスの明期＝ヒトの明期，マウスの暗期＝ヒトの暗期」という考え方となる．一方で，暗パルス，つまり覚醒刺激はどうだろうか．ヒ

トでは明期の終わり，つまり寝る直前のカフェインは位相後退作用（Que16参照）となることを述べた．しかし，マウスでは，同じ明期の終わりのカフェインは，位相前進作用となり逆である．つまり，覚醒刺激に対する中枢時計の応答は，「マウスの明期＝ヒトの明期」ではなく，末梢時計のように「マウスの活動期＝ヒトの活動期」となる．さらに，昼行性のラット（グラスラット）を用いた研究では，ハンドリングまたはカフェインによる覚醒刺激は，光パルスによる活動リズム同調を強めている[3]．この時，SCN 内の神経活性も 2 つの刺激により増強した．よって，覚醒刺激は，夜行性動物では SCN に抑制性に，昼行性動物では興奮性に作用する．まとめると，ヒトでは朝の光とともに，運動，カフェイン刺激等は，中枢時計も末梢時計も位相前進効果，夜のこれらの刺激は位相後退効果となる（図 1 ）．

☕ Coffee Break

躁うつ病の治療薬が体内時計を調節する

　双極性障害（躁うつ病）は，躁状態とうつ状態を繰り返す気分障害である．リチウム塩は，特に躁状態における気分安定薬として最も効果的な治療薬である．しかし，その作用機序は完全には解明されていない．一方で，リチウム塩の投与は体内時計にも影響を与えることが古くから知られている．マウスなどの実験動物にリチウムを混ぜた餌を与えると，恒暗条件下における活動リズムの周期が延長する（図 2 ）[4]．さらに，普通の明暗環境でも，活動開始時刻が遅れる．リチウムは細胞内で GSK3 β というキナーゼをリン酸化することで，その活性を抑制する．このメカニズムが躁うつ病の治療，さらに時計の周期延長

コントロール餌　　　　　　　　　リチウム混餌

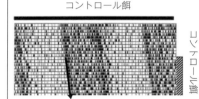
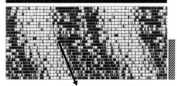

リチウムにより毎日の活動が遅れていく

図 2　リチウムによるマウス活動リズムの周期延長効果
（Iwahana et al., 2004[4] より引用改変）

に寄与すると考えられている．*Clock* mutant マウスは躁病様の過活動，不安減少といったフェノタイプを示すが，リチウムはこれらの行動異常をもとに戻す効果がある．また，リチウムは *Clock* mutant マウスのドーパミン神経の過活動を抑制する．

一方，リチウムとともに，抗てんかん薬のバルプロ酸も双極性障害の有効な治療薬である．バルプロ酸はGABAの増加，ナトリウムチャネルの阻害，ヒストン脱アセチル化酵素の阻害作用などがある．バルプロ酸は，組織培養や細胞培養の実験から，体内時計の位相同調効果を持つことが報告されている[5]．よって，双極性障害，てんかんの治療において，これらの治療薬の投与タイミングや体内時計への影響は，慎重に検討する必要があるだろう．

文 献

1) Mistlberger RE, Belcourt J, Antle MC: Circadian clock resetting by sleep deprivation without exercise in Syrian hamsters: dark pulses revisited. J Biol Rhythms, 17: 227-237, 2002. doi:10.1177/07430402017003006
2) Yokota SI, Horikawa K, Akiyama M, et al.: Inhibitory action of brotizolam on circadian and light-induced per1 and per2 expression in the hamster suprachiasmatic nucleus. Br J Pharmacol, 131: 1739-1747, 2000. doi:10.1038/sj.bjp.0703735
3) Jha PK, Bouâouda H, Gourmelen S, et al.: Sleep Deprivation and Caffeine Treatment Potentiate Photic Resetting of the Master Circadian Clock in a Diurnal Rodent. J Neurosci, 37: 4343-4358, 2017. doi:10.1523/jneurosci.3241-16.2017
4) Iwahana E, Akiyama M, Miyakawa K, et al.: Effect of lithium on the circadian rhythms of locomotor activity and glycogen synthase kinase-3 protein expression in the mouse suprachiasmatic nuclei. Eur J Neurosci, 19: 2281-2287, 2004. doi:10.1111/j.0953-816X.2004.03322.x
5) Johansson AS, Brask J, Owe-Larsson B, et al.: Valproic acid phase shifts the rhythmic expression of Period2::Luciferase. J Biol Rhythms, 26: 541-551, 2011. doi:10.1177/0748730411419775

Que 30 脳のセロトニン神経リズムと運動の関係は？

Ans

運動は脳内セロトニン濃度を増加させ，抗うつ効果を示す．セロトニン受容体作動薬は，中枢時計の時計遺伝子発現を変化させる．運動による脳内の体内時計同調には，セロトニンが関与している．また，シフトワークはセロトニンの日内リズムを乱す．

運動の抗うつ効果

運動には抗うつ効果があることが知られているが，その作用機序はまだ完全には理解されていない．うつ病の治療には，セロトニン神経に作用する薬物が広く用いられている．SSRI（セロトニン選択的再取り込み阻害薬）の薬理作用は，セロトニンがプレシナプスに取り込まれるセロトニントランスポーターを阻害することにより，シナプス間でのセロトニンの増大を引き起こす（図1）[1]．したがって，運動が神経シナプス間のセロトニン量を増加させるようであれば，抗うつ効果に結び付く可能性が考えられる．運動により，骨格筋での分岐鎖アミノ酸（branched-chain amino acids：BCAA）の利用率が高まり，体内のBCAAが低下する．BCAAとトリプトファン（セロトニンの材料）は同じアミノ酸トランスポーターを利用して脳へ運ばれる．よって，運動によるBCAAの低下は，このトランスポーターの活性を上げ，結果的に脳内のトリプトファン，セロトニンの増大を引き起こす．一方で，運動がBDNF（Brain-derived neurotrophic factor）など神経栄養因子の増大を引き起こし，このことが抗うつ効果に結び付いているという考え方もある．分泌されたBDNFは海馬の神経新生に促進的に働く．したがって，運動が海馬の神経新生に促進的に働くことにより，抗うつ効果をもたらすという考えになる．

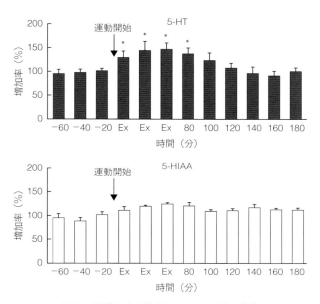

図1 運動による海馬セロトニン量の変化
絶食したラットにトレッドミル運動（12m/min）を負荷し，20分おきに海馬のセロトニン（5-HT），セロトニン代謝物（5-HIAA）を測定．*$p<0.05$．（Melancon et al., 2014[1]）より引用改変）

体内時計の不調とセロトニン

　ヒトの疫学調査研究から，シフトワークなど体内時計に負荷がかかる状態が続くと，不眠症とともにうつ症状が出現することが知られている．筆者らはマウスで明暗周期を連続的に遅らせるというマウスのシフトワークモデルを作り，この状態でのセロトニン，ノルアドレナリンおよびそれらの代謝産物の日内リズムを測定した[2]．その結果，シフトワークモデルマウスでは，セロトニンやノルアドレナリンの含量の日内リズムが障害されていることがわかった．同時に行動学的なうつ状態の測定方法である，強制水泳試験を実施した結果，シフトワークモデルマウスは，不動時間が延びうつ状態が増大することを見出した．強制水泳試験はマウスを25℃の足が届かない水槽に入れ，遊泳時間を調べるものである．マウスがうつ状態を感じていれば，水槽からの逃避行動が減り，不動状態で浮いているだけになる．不動時間が長

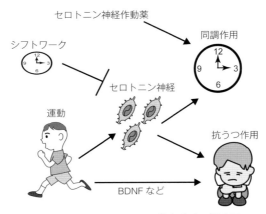

図2 運動，セロトニン，体内時計の概略図

ければうつ症状を，逆に抗うつ薬などを投与して不動時間が短縮すればうつ症状が軽減していると判定する．よって，シフトワークは脳内セロトニン状態を変え，うつ状態をもたらす．

セロトニン神経によるリズムの調節

では，正常なセロトニン神経保持が，体内時計あるいは時計遺伝子発現リズムに必須であろうか．脳のセロトニンを破壊する研究がいくつか行われ，セロトニンを減らすだけでは，体内時計の基本的なリズム形成には影響を及ぼさないことがわかっている．一方で，セロトニン受容体の作動薬は，体内時計の位相を変えることが知られている（図2）．特に，セロトニン1Aやセロトニン7受容体作動薬は，暗パルス刺激（Que29参照）によるリズムリセットと類似している[3]．作動薬投与による行動リズムの変化は，明期半ばの投与は行動リズムの位相前進作用を示す．また，作動薬の投与はSCNにおける*Per1*の発現減少をもたらし，神経活性も低下することから，これらの応答も暗パルス刺激による応答と同様である．つまり，運動などの覚醒刺激と，セロトニン受容体作動薬は，体内時計に対する作用が似ているといえる．

運動の同調効果におけるセロトニンの役割

では，体内時計を正常化させると，結果的に抑うつ状態も改善する可能性があるだろうか．運動が体内時計に及ぼす影響については，Que29でも述べたように，運動がSCNの*Per1, 2*の発現量を低下させる．また，運動が暗パルス刺激として，行動リズムの位相を同調させる．これらの作用は，SCNに投射するセロトニン神経を遮断した状態では起こらないことから，運動の体内時計リセット効果には，セロトニンがかかわっている可能性がある[4]．一方で，運動は大脳皮質や海馬の*Per1*や*Per2*の時計遺伝子発現を一過性に強く発現させる．運動はある種のストレス反応であり，実際に交感神経の活性化，副腎皮質ホルモンの分泌が盛んになることが知られている．したがって，運動により分泌されたコルチコステロンが脳内に入り，例えば海馬の時計遺伝子を発現調節する可能性なども考えられる．実際，ストレスそのものは，脳の時計遺伝子発現リズムを変化させ，ストレスが海馬の神経新生に抑制的に働くことも知られている．

文　献

1) Melancon MO, Lorrain D, Dionne IJ, et al.: Exercise and sleep in aging: emphasis on serotonin. Pathol Biol（Paris）, 62: 276-283, 2014. doi:10.1016/j.patbio.2014.07.004
2) Moriya S, Tahara Y, Sasaki H, Ishigooka J, Shibata S: Phase-delay in the light-dark cycle impairs clock gene expression and levels of serotonin, norepinephrine, and their metabolites in the mouse hippocampus and amygdala. Sleep Med, 16: 1352-1359, 2015. doi:10.1016/j.sleep.2015.06.020
3) Takahashi S, Yoshinobu Y, Aida R, et al.: Extended action of MKC-242, a selective 5-HT（1A）receptor agonist, on light-induced Per gene expression in the suprachiasmatic nucleus in mice. J Neurosci Res, 68: 470-478, 2002. doi:10.1002/jnr.10225
4) Marchant EG, Watson NV, Mistlberger RE: Both neuropeptide Y and serotonin are necessary for entrainment of circadian rhythms in mice by daily treadmill running schedules. J Neurosci, 17: 7974-7987, 1997.

Que 31 体内時計の不調は不眠をもたらすか？

Ans

睡眠は体内時計と眠気による2つの経路から制御されている．睡眠障害の中でも，概日リズム性睡眠障害は，体内時計の不調による睡眠時刻のズレが症状となる．また，交替勤務，高齢，神経変性疾患などに伴う体内時計の変化は，睡眠時刻の変化とともに，不眠症状をもたらす．

睡眠の2プロセスモデル

睡眠が起こる仕組みとして，長い覚醒に伴いあるいは疲労に伴い眠気が蓄積していくプロセスS（ホメオスタシス，恒常性）と，体内時計の支配により夜になると眠くなるプロセスCの，2つによる支配から誘導されると考えられている（図1）．これを睡眠の2プロセスモデルと呼び，Borbelyらが1980年代に提唱し，現在も支持されるモデルである[1]．実際，徹夜をして明け方頃はすごく眠いにもかかわらず，その後の午前中は眠気が和らぐことを経験するが，これは，後者の体内時計の働きで，午前中は覚醒を強く維持させようとするからである．

睡眠障害の分類

睡眠障害は大きく4つに分けることができる．それぞれ，「不眠，眠れない」，「過眠，眠りすぎる」，「概日リズム障害，眠る時間帯の問題」，「睡眠時行動異常，寝ている間の問題」である．不眠症の中にも細かい分類はあるが，多くの場合，精神的な悩みが関連しており，症状は眠る時間があるにもかかわらず，うまく寝られない，眠れないことが挙げられる．交替勤務による睡眠障害は，概日リズム障害に分類されるが（つまり寝るタイミングのズレ），無理に明け方などに眠ることを強いられることから，不眠症状を伴う場合が多い．過眠は，昼間に突然寝てしまう睡眠発作（ナルコレプシー）などが当てはまる．ナルコレプシーはオレキシンの関与がわかっており，治療薬の開

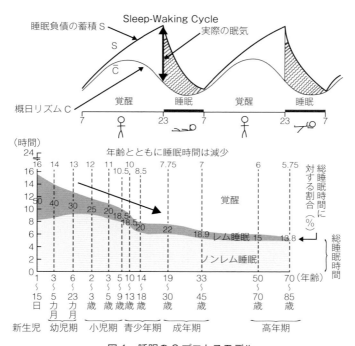

図1 睡眠の2プロセスモデル
(上) 2つの線の間が拡がるほど, 実際の眠気が大きくなる. (Daan et al., 1984[1] より引用改変), (下) REM睡眠, NREM睡眠の年齢による変化. (Roffwarg et al., 1966[3] より引用改変)

発が待たれているところである (Que37 参照).

一方, 概日リズム性睡眠障害は4つに分けることができる.「睡眠位相が遅い, 睡眠相後退症候群 (DSPS)」,「睡眠位相が早い, 睡眠相前進症候群 (ASPS)」,「体内時計同調うまくいかず自由継続している, 非24時間睡眠覚醒症候群 (non 24)」,「交替勤務や海外旅行などによる, 交替勤務性概日リズム障害, または時差ボケ (jet-lag)」である.

概日リズム性睡眠障害と時計遺伝子

DSPSの原因時計遺伝子として, *PER3* が知られており, ASPSの原因時計遺伝子として *PER2*, *CK1* の変異が知られている. また, 朝型, 夜型のヒトの皮膚細胞を培養し, 時計遺伝子発現をモニターする研究が行われた結果,

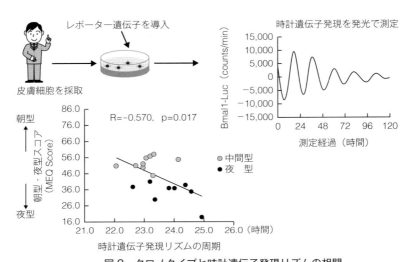

図2 クロノタイプと時計遺伝子発現リズムの相関
(上)実験のイメージ図．被験者から皮膚細胞を採取し培養．時計遺伝子をモニターするレポーター遺伝子を導入し，発光測定機にて時計遺伝子発現リズムを計測．(下)クロノタイプと時計遺伝子の周期が相関．(Hida et al., 2013[2])より引用改変)

時計遺伝子発現リズムの周期が朝型では短く，夜型では長いことがわかった(図2)[2]．DSPSやASPSは体内時計の周期変化による可能性もあり，これらの患者の時計遺伝子発現リズム解析は1つの指標となるだろう．DSPSの人は睡眠開始が遅いので，早く寝床に入っても眠りにつきにくく，寝床で悶々とすることになる．一方，ASPSは，どうしても早朝に覚醒し，同居している家族に迷惑になることもある．また，60歳以上の高齢者で超朝型の人は，空腹時血糖値が高く，BMI(肥満指標)も高くなることがわかり，生活習慣としては推奨できない．

高齢者の不眠

まず，睡眠時間は年齢によって変化する．図1に示す通り，新生児，幼児期は睡眠時間が長く，その後年齢とともに減少していく[3]．特に，ノンレム睡眠は成年期から大きく変わらないが，レム睡眠は年齢とともに徐々に減少し続ける．よって，高齢者が長く眠れないと訴えた場合，それは加齢による睡眠時間の変化を知ることで解決することもある．一方で，高齢者は睡眠

に対する不満が強く，中途覚醒，早朝覚醒が顕著に現れる．この原因の1つが，老化に伴うメラトニン分泌の低下で説明できる．メラトニンは睡眠誘発作用があるホルモンなので，メラトニン分泌不足はすなわち，不眠をもたらす可能性がある．また，高照度光療法は，不眠症を持つ高齢者のメラトニン分泌を有意に増加したという報告があり，高齢者の睡眠に有効な治療法である[4]．

他の高齢者の不眠の原因として，夜間頻尿が考えられる．京都大学の研究グループが，膀胱の筋細胞にも体内時計が存在し，排尿や1回の尿量に日内リズムがあることをマウス実験で報告している[5]．また，*Clock* mutant マウスは排尿の日内リズムが消失傾向にある．さらに，筆者らの実験結果では，慢性腎不全モデルマウスで，昼夜にかかわらず排尿がみられ，腎臓の時計遺伝子発現リズムも乱れていることがわかった．よって，高齢者は体内時計のメリハリが低下し，排尿のリズム性も失われつつあり，それにより中途覚醒などが増えてしまっている可能性がある．

疾患と概日リズム性睡眠障害

神経変性疾患患者は，体内時計の乱れとともに，睡眠に障害を抱えている場合が多い．アルツハイマー病などの認知症患者，さらにハンチントン病，パーキンソン病などにおいて，睡眠が昼夜逆転することがある（Que36 参照）．また，神経発達障害である自閉症スペクトラム症でも，睡眠障害がみられることが多く，寝つきの悪さ，夜泣きなどが問題となる．

文献

1) Daan S, Beersma DG, Borbély AA: Timing of human sleep: recovery process gated by a circadian pacemaker. Am J Physiol, 246: R161-R183, 1984.
2) Hida A, Kitamura S, Ohsawa Y, et al.: In vitro circadian period is associated with circadian/sleep preference. Sci Rep, 3: 2074, 2013. doi:10.1038/srep02074
3) Roffwarg HP, Muzio JN, Dement WC: Ontogenetic development of the human sleep-dream cycle. Science, 152: 604-619, 1966. doi:10.1126/science.152.3722.604
4) Mishima K, Okawa M, Shimizu T, et al.: Diminished melatonin secretion in the elderly caused by insufficient environmental illumination. J Clin Endocrinol Metab, 86: 129-134, 2001. doi:10.1210/jcem.86.1.7097
5) Negoro H, Kanematsu A, Doi M, et al.: Involvement of urinary bladder Connexin43 and the circadian clock in coordination of diurnal micturition rhythm. Nat Commun, 3: 809, 2012. doi:10.1038/ncomms1812

Que 32 睡眠薬は体内時計に影響を及ぼすか？

Ans

ベンゾジアゼピン系の睡眠薬は，非光同調性の中枢時計リセット効果をもたらす．また，化合物スクリーニングにより，周期延長効果を持つベンゾジアゼピン系化合物が報告されている．また，メラトニン受容体アゴニストは催眠作用とともに，体内時計同調作用を持つ．一方，いくつかの麻酔薬は体内時計を変調させるという報告もある．

ベンゾジアゼピン系の睡眠薬

現在，最も使われている睡眠薬は，ベンゾジアゼピン受容体作動薬である．神経細胞膜に存在する$GABA_A$受容体（ベンゾジアゼピン-GABA-クロライドチャネル）に，ベンゾジアゼピン受容体作動薬がくっつくと，GABAの受容体への結合作用が強まり，チャネルがより開き，塩素イオンの流入が促進される．塩素イオンは，膜電位を下げ，過分極をもたらすため，その結果神経活動の抑制が起こり，催眠作用，抗不安作用，筋弛緩作用をもたらす．ベンゾジアゼピン受容体にはサブタイプが存在し，$\omega 1$受容体は催眠作用，$\omega 2$受容体は抗不安，抗けいれん，筋弛緩作用に関与している（図1）．よって，副作用の少ない，$\omega 1$選択的なベンゾジアゼピン受容体作動薬が，睡眠薬として有効となる．また，ベンゾジアゼピン系ではないが，ベンゾジアゼピン受容体に同じく作用し，$\omega 1$選択的な効果を持つ，非ベンゾジアゼピン系睡眠薬もある．ゾルピデム（商品名：マイスリー）などがそうである．

ベンゾジアゼピン系睡眠薬以前は，同じ受容体の別の結合部に作用するバルビツール酸系睡眠薬が使われていた．しかし，催眠作用よりも，鎮静作用，抗てんかん作用が強く，高濃度のバルビツール酸系薬物はGABA受容体を過度に開口し，死に至ることもある．よって，現在はほぼ使われていない．

これら睡眠薬の選択は，不眠の症状と薬の半減期・作用時間を照らし合わ

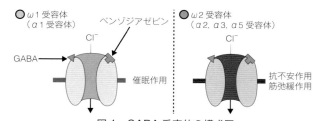

図1 GABA受容体の模式図
ベンゾジアゼピンが作用することで，チャネルが開口しやすくなり，Cl^- の流入による神経の抑制が起こる．ω1受容体とω2受容体で作用が異なる．

せて行う．睡眠薬には超短時間作用型，短時間作用型，中間作用型，長時間作用型がある．例えば，入眠困難な場合は，短時間作用型を用いることで，睡眠導入作用のみを期待すればよい．また，高齢者にみられる中途覚醒，早期覚醒は，長時間作用型を用いて朝までしっかりと睡眠効果をもたらしてくれるものが望ましい．

睡眠薬の体内時計への作用

筆者らの研究では，ベンゾジアゼピン系の抗不安薬であるジアゼパムは，光刺激による中枢時計の時計遺伝子変化には影響を与えなかった[1]．しかしながら，ハムスターの輪回しがあまり起こらない明期にベンゾジアゼピン系睡眠薬のブロチゾラムを投与すると，行動リズムの位相が前進した[2]．この時，SCNではブロチゾラム投与で Per1, 2 の発現量が減少した（Que29参照）．一方，線維芽細胞を用いた化合物スクリーニングにより，体内時計の周期を延長するベンゾジアゼピン系化合物がヒットしている[3]．この化合物は，中枢時計であるSCNにも作用し周期延長効果を示した．しかし，ジアゼパムでは，同様の効果はほとんどみられなかった．ベンゾジアゼピンの作用機序と考えられる $GABA_A$ 受容体は線維芽細胞には発現していないと考えられるので，この化合物の作用はGABA受容体とは異なる経路と考えられる．

新しいタイプの睡眠薬である，メラトニン受容体アゴニストは，Que11で説明した通り，体内時計の同調作用も合わせ持つ．また，オレキシン受容体拮抗薬は，体内時計への作用はないと考えられる．

麻酔薬の体内時計への作用

睡眠薬とは少し異なるが,麻酔薬による体内時計変調作用は多数報告されている.長時間の手術後の患者さんや,集中治療室で治療を受けている患者さんは,時刻感覚が乱れていることが多く,体内時計が麻酔によって狂ってしまったのではないかと考えられている.しかし,実際にそうなのかはまだわかっていない.筆者らのマウスを用いた研究では,1時間程度の麻酔に対する肝臓の時計遺伝子変化を調べたところ,2,2,2-トリブロモエタノールによる濃度依存的な時計遺伝子発現ピーク時刻の変化を発見している[4].他の麻酔薬も調べたが,同様の効果はみられなかった.一方,セボフルランのラット脳スライスへの直接暴露(8時間)は,SCNにおける*Per2*の発現量を下げ,発現リズム位相を変化させるという報告もある[5].よって,麻酔薬は体内時計に作用する可能性がある.

☕ Coffee Break
睡眠の測定方法(マウス編)

マウスはヒトと異なり多相性睡眠(何度も寝たり起きたりする)を示す.ここでは,マウスの睡眠を測定する方法をいくつか紹介する.最も一般的な方法は脳波による睡眠測定である(図2).頭蓋骨に穴を開け,電極を大脳皮質に触れた状態に固定し,さらに他の電極を背中側の首辺りの皮下に入れる.大脳皮質から脳波を,首周辺の電極から筋電図(覚醒状態を測定)を取ることで,WAKE,REM,NREMの3つの状態を判別する.脳波測定装置,脳波解析ソフトは市販されているので導入しやすい.その他は,赤外線センサー,またはビデオ撮影によるマウスの静止状態(睡眠と判断)の記録方法がある.赤外線センサーは設置場所,感度,閾値などの設定が必要である.ビデオ解析はマウスの行動解析ソフトが市販されている.どちらもWakeまたはSleepの2状態の判別しかできないので,睡眠の質は解析できない.マウスの呼吸測定チャンバー,またはケージの振動から睡眠を測定する方法もある.こちらも睡眠の質までの判定はまだ難しい.しかし,脳波の測定結果は解析に時間を要するので,脳波以外の測定法である程度結果をみてから,最終的に脳波測定に移る方が効率的である.

Que32 睡眠薬は体内時計に影響を及ぼすか？

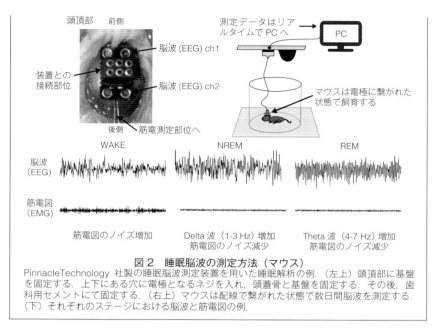

図2 睡眠脳波の測定方法（マウス）
PinnacleTechnology 社製の睡眠脳波測定装置を用いた睡眠解析の例．（左上）頭頂部に基盤を固定する．上下にある穴に電極となるネジを入れ，頭蓋骨と基盤を固定する．その後，歯科用セメントにて固定する．（右上）マウスは配線で繋がれた状態で数日間脳波を測定する．（下）それぞれのステージにおける脳波と筋電図の例．

文 献

1) Takahashi S, Yoshinobu Y, Aida R, et al.: Extended action of MKC-242, a selective 5-HT (1A) receptor agonist, on light-induced Per gene expression in the suprachiasmatic nucleus in mice. J Neurosci Res, 68: 470–478, 2002. doi:10.1002/jnr.10225
2) Yokota SI, Horikawa K, Akiyama M, et al.: Inhibitory action of brotizolam on circadian and light-induced per1 and per2 expression in the hamster suprachiasmatic nucleus. Br J Pharmacol, 131: 1739–1747, 2000. doi:10.1038/sj.bjp.0703735
3) Chen Z, Yoo SH, Park YS, et al.: Identification of diverse modulators of central and peripheral circadian clocks by high-throughput chemical screening. Proc Natl Acad Sci USA, 109: 101–106, 2012. doi:10.1073/pnas.1118034108
4) Kubo Y, Tahara Y, Hirao A, Shibata S: 2,2,2-Tribromoethanol phase-shifts the circadian rhythm of the liver clock in Per2::Luciferase knockin mice: lack of dependence on anesthetic activity. J Pharmacol Exp Ther, 340: 698–705, 2012. doi:10.1124/jpet.111.188615
5) Anzai M, Iijima N, Higo S, et al.: Direct and specific effect of sevoflurane anesthesia on rat Per2 expression in the suprachiasmatic nucleus. PloS one, 8: e59454, 2013. doi:10.1371/journal.pone.0059454

Que 33 体内時計からみたシェスタの意味は？

Ans

適切な長さの昼寝（午睡，シェスタ，ナッピング）は，パーフォマンスも上げるし，夜間の睡眠も良くなり，冠動脈疾患による死亡率も軽減できる．積極的に利用しよう．

シェスタ

　私たち人は，昼ごはんを食べた後，午睡（シェスタ）を取りたくなるように活動性が低下する．昼行性のヒトでも夜行性のマウスでも，活動期の始め（朝）に活動的になり，昼過ぎにいったん低下し，その後夕方頃に再び活発になる．特にマウスでは，オスにその傾向が強く現れる．その後，非活動期に向かって徐々に活動性が低下していく．スペインやアルゼンチンなどはシェスタを取る文化があり，遅い昼食後に休憩を取る．しかしながらシェスタは必ずしも睡眠をとる必要はない．昼食後の血糖値の急激な上昇とそれに引き続く，急激な下降は眠りをもたらす可能性が指摘されている．厚生労働省では，睡眠12箇条の第8条の解説中で，昼寝の効用を示しており，15-30分程度の昼寝を推奨している（図1）[1]．

ヨーロッパでは

　ギリシャ人2,381名の約6年の追跡コホート研究によれば，冠動脈疾患による死亡率はシェスタを取らない人に比較して，シェスタを取る人では0.66倍に低下する[2]．また，男性で仕事についている人はこの低下がより顕著に出現するという．また，本論文の中で，地中海食を良く食べている人は，冠動脈疾患の死亡率が0.5程度まで低下することも見出されている．

日本では

　日本人の20-99歳の7,664人の昼寝の特徴を調べた結果が報告された[3]．男性では約21％が，女性では17％が，1週間で4回以上昼寝をすると答えて

健康づくりのための睡眠指針 2014
〜睡眠 12 箇条〜

1. 良い睡眠で、からだもこころも健康に。
2. 適度な運動、しっかり朝食、ねむりとめざめのメリハリを。
3. 良い睡眠は、生活習慣病予防につながります。
4. 睡眠による休養感は、こころの健康に重要です。
5. 年齢や季節に応じて、ひるまの眠気で困らない程度の睡眠を。
6. 良い睡眠のためには、環境づくりも重要です。
7. 若年世代は夜更かし避けて、体内時計のリズムを保つ。
8. 勤労世代の疲労回復・能率アップに、毎日十分な睡眠を。
9. 熟年世代は朝晩メリハリ、ひるまに適度な運動で良い睡眠。
10. 眠くなってから寝床に入り、起きる時刻は遅らせない。
11. いつもと違う睡眠には、要注意。
12. 眠れない、その苦しみをかかえずに、専門家に相談を。

図 1　健康づくりのための睡眠指針 2014〜睡眠 12 箇条〜（厚生労働省，2014[1]）

いる．また，2 時間以上の昼寝をするのが男性で 2.9%，女性で 2.6% 存在する．相関性解析から，年齢，喫煙，不眠症，長時間睡眠，過度な昼間の眠気は昼寝をよく取ることと正の相関がみられた．

メタ解析では

メタ解析によって，151,588 名の 11 年のコホート研究で，昼寝と冠動脈疾患による死亡と，全死亡との関連性が調べられた（図 2）[4]．その結果，60 分以上の昼寝は，昼寝をしない人に比較して冠動脈疾患による死亡を 1.82 倍増大，全死亡率も 1.27 倍増大させた．一方，60 分以下の昼寝は，冠動脈疾患の死亡率も全死亡率も影響はなかった．30 分未満の昼寝はこの割合を最大 0.8 倍程度に低下させ，保護効果がみられるが，45 分の昼寝では低下効果はみられなくなり，それ以降 2 時間の昼寝までリスクは増大する．逆に 2 時間程度の昼寝をする人は，根本的な重大な疾患を抱えている可能性がある．つまり 30 分未満の短時間の昼寝は，リスクを低減させ，30 分以上の昼寝，さらに 60 分以上の昼寝は逆にやめた方がよい．短時間の昼寝が保護的に働く仕組みはわかっていないが，心疾患ストレスが軽減されている可能性

性別	年齢(歳)	N	昼寝時間		
			Never	＜15分	15分＜30分
男性	20〜39	894	61.7%	3.7%	9.8%
	40〜59	1,228	52.9%	5.3%	14.3%
	≧60	1,405	49.0%	5.6%	15.3%
	合計	3,527	53.6%	5.0%	13.6%
女性	20〜39	1,086	55.5%	2.9%	9.1%
	40〜59	1,369	55.8%	5.3%	12.3%
	≧60	1,682	54.2%	8.0%	15.7%
	合計	4,137	55.1%	5.8%	12.8%

性別	年齢(歳)	N	昼寝時間		
			30分＜1時間	1時間＜2時間	≧2時間
男性	20〜39	894	8.5%	11.6%	4.6%
	40〜59	1,228	15.2%	9.4%	2.8%
	≧60	1,405	19.6%	8.4%	2.1%
	合計	3,527	15.3%	9.6%	2.9%
女性	20〜39	1,086	16.1%	11.9%	4.4%
	40〜59	1,369	14.8%	9.5%	2.3%
	≧60	1,682	14.7%	5.8%	1.6%
	合計	4,137	15.1%	8.6%	2.6%

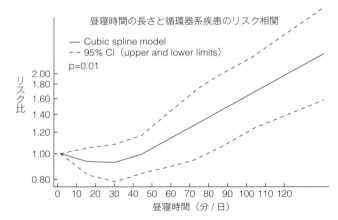

図2　昼寝時間の個人差と，循環器系疾患との相関
（上）昼寝時間の個人差．性別，年齢による変化（Furiharta et al., 2016[3]）より引用改変）．（下）睡眠時間と循環器系疾患発症リスクとの相関図．（Yamada et al., 2015[4]）より引用改変）

がある．また，短い昼寝はその後の注意力増加や運動スキルの上達に寄与していることも知られている．この短い昼寝は，深睡眠であるSWS睡眠に入る前に終わらせることが重要であり，深睡眠まで入ってしまうと，「睡眠慣性」が出現し，昼寝をする前より，ふらふらしたり，見当識障害が起こったり，かえって眠気が強くなったりすることがあるので長い昼寝は良くない．

また，短時間の昼寝は睡眠不足で生じる内分泌異常や体内時計の不調に対して，改善効果をもたらすかもしれない．なぜなら短時間の昼寝は休息からステージ1の睡眠に入る時に9%以上の血圧低下をもたらし，冠動脈疾患のリスクを下げる効果に結び付くのかもしれない．以上より，30分以内の継続的な昼寝は健康増進に効果的である可能性が高い．

> ☕ **Coffee break**
> ― 昼寝の前にコーヒーブレイクはいかがでしょう ―
>
> 　昼寝で重要なことは，あまり深い睡眠に入らないことである．すなわちちょっとだけ「うとうと」することが大事である．このために，すぐに起きられるように，覚醒作用があるコーヒーをわざと飲んでおき，深い睡眠にならないようにすると良いかもしれない．どの程度効果があるかは定かではない．また個人差が大きいと思われるので，どうしても長く昼寝を取ってしまう人は試してみてはいかがだろうか？

文　献

1) 厚生労働省：健康づくりのための睡眠指針2014．厚生労働省健康局，2014．http://www.mhlw.go.jp/file/06-Seisakujouhou-10900000-Kenkoukyoku/0000047221.pdf
2) Naska A, Oikonomou E, Trichopoulou A, et al.: Siesta in healthy adults and coronary mortality in the general population. Arch Intern Med, 167: 296–301, 2007. doi:10.1001/archinte.167.3.296
3) Furihata R, Kaneita Y, Jike M, et al.: Napping and associated factors: a Japanese nationwide general population survey. Sleep Med, 20: 72–79, 2016. doi:10.1016/j.sleep.2015.12.006
4) Yamada T, Hara K, Shojima N, et al.: Daytime Napping and the Risk of Cardiovascular Disease and All-Cause Mortality: A Prospective Study and Dose-Response Meta-Analysis. Sleep, 38: 1945–1953, 2015. doi:10.5665/sleep.5246

Que 34 覚せい剤による体内時計の乱れとは？

> 覚せい剤をはじめとする依存性のある薬物は体内時計に影響を及ぼすことがよく知られている．特に，メタンフェタミンのマウスへの飲水投与は，中枢時計に関係なく，30時間という長周期の行動リズムを刻むことが報告されている．

覚せい・鎮静による体内時計への作用

体内時計に対する覚せい剤の作用は，以下の2点から興味が持たれる．まず覚醒作用を有するカフェインが，体内時計の周期を延長し，振幅を増大することが報告されている（Que16参照）．さらに，マウスでもヒトでも，カフェインを一過性に投与すると体内時計の位相を変える．したがって，覚醒作用を有する覚せい剤も類似した作用を有する可能性が考えられる．逆に，鎮静作用を有する抗不安薬やアルコールなども体内時計に作用することから，脳に覚醒や鎮静をもたらす薬物は体内時計に作用する可能性が高い（Que35参照）．

覚せい剤の慢性飲水投与

メタンフェタミン（国内ではヒロポンという商品名）は，強い中枢神経興奮作用を示す覚せい剤である．マウスやラットにメタンフェタミンを飲水で与えると，明暗条件下であるにもかかわらず，30時間以上の非常に長周期のフリーラン行動リズムが生じる（図1）[1]．この時SCNでは24時間周期を刻んでいること，SCNを破壊した動物でも30時間周期がみられることなどから，メタンフェタミン性のリズムはSCNに依存しない脳部位で形成されていると思われる．メタンフェタミンはドーパミン神経を活性化することが知られているので，脳のドーパミン神経が関与していると考えられるが，このリズム形成にかか

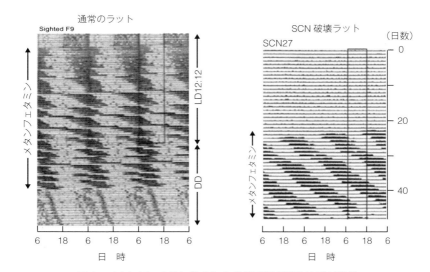

図1 メタンフェタミン飲水による長周期の活動リズム形成
(左) ラットにメタンフェタミン (0.005%) を飲水投与した際の活動リズム. 明暗条件, 途中から恒暗条件. メタンフェタミンの飲水開始とともに活動が毎日後ろにズレていくのがわかる. (右) SCN 破壊し, 活動リズムを消失したラットにメタンフェタミンを飲水投与した結果. メタンフェタミン飲水とともに長周期の活動リズムが出現している. (Honma et al., 2009[1]) より引用改変)

わる脳部位は完全には解明されていない[1,2]. また, メタンフェタミン以外に, ナルコレプシーの治療に使われるメチルフェニデート, モダフィニルも弱いながら体内時計の周期を延ばす作用が知られている. 一方, この現象は, ヒトの体温リズムと睡眠・覚醒リズムが乖離する内的脱同調 (後述参照) に似ていることから, 内的脱同調の動物モデルになるという考えもある.

覚せい剤による体内時計の同調

依存性のあるメタンフェタミンを毎日一定時刻に投与すると, 覚せい剤の依存性の性質が現れ, 投与の数時間前から行動が活発になる予期行動が出現するようになる (図2)[3,4]. また, メタンフェタミンによる活動の増加 (day1 から day6) は, 薬物投与を中止した日 (day7) も持続していた (図2). これは, 毎日一定時刻に餌を与えると, その時刻を覚えて, 給餌の数時間前から行動が活発になる予期行動の出現と似ている (Que12 参照). すなわち, メタンフェタミン性の予期行動と給餌性の予期行動は類似している可能性があ

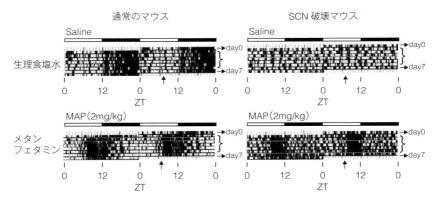

図2 メタンフェタミンを6日間腹腔内投与した際の活動リズム
右側は SCN を破壊したマウスのデータ．ZT6（↑の部分）でメタンフェタミン（2mg/kg），またはコントロールとして生理食塩水を腹腔内投与している．（Iijima et al., 2002[4]）より引用改変）

る．筆者らは，まずメタンフェタミンの作用部位として，ドーパミン神経のターゲット部位である線条体の時計遺伝子発現について調べた．メタンフェタミン投与により，*Per1* mRNA 量は一過性に増大したが *Per2*，*Per3* の遺伝子発現に対しては影響しなかった．次に，ドーパミン受容体1（D1）の拮抗薬や，学習に関係が深い NMDA 受容体の拮抗薬は，この *Per1* の増加をブロックした．一方，D2受容体拮抗薬は作用しなかった．さらに，メタンフェタミン投与による *Per1* 遺伝子発現は，メタンフェタミンの慢性投与により，その作用が増大した．D1やD2受容体作動薬ではメタンフェタミンの効果を再現できなかったので，メタンフェタミンの作用にはドーパミン神経とグルタミン酸神経の両方がかかわっていると思われる．

さらに，毎日，非活動期にメタンフェタミンを6日間投与し，その後線条体を調べたところ，*Per1* 発現リズムのピーク時刻が非活動期に移動した[4]．また，SCN を破壊し，線条体の *Per1* 遺伝子発現がリズム消失した状態でも，毎日一定時刻にメタンフェタミンを投与すると，再びリズム性が形成された．給餌性のリズム形成は，給餌時間を非活動期に設定すると，時計遺伝子発現リズムのピークもシフトする．また，SCN 破壊マウスでも，給餌性のリズム形成は出現するので，これも類似する．よって，メタンフェタミンの投与

は，食餌性のリズム同調と同様に，脳内の時計遺伝子発現リズムを同調させる効果を持ち，これはSCNの中枢時計を介さない．

☕ Coffee break
内的脱同調を詳しく

　ヒトの体内時計を測定する方法として隔離実験室によるフリーラン実験がある（**Que9**参照）．長期間の隔離生活を行うと，睡眠覚醒リズムはヒトによって長周期化したり短周期化したりする．その際，睡眠覚醒リズムが30時間以上の周期を示しているにもかかわらず，直腸温の日内リズムは約24時間の周期を保って振動していることが多々みられる．つまり，体の中で2つの周期のリズム現象が，それぞれフリーランしていることになり，これを「内的脱同調」と呼ぶ．この現象は短期間の隔離では約20％の被験者で，長期間の隔離ではほぼ全員の被験者でみられる．これらの現象から，ヒトの生物時計は，SCN以外にも中枢時計があるのではないかと考えられてきた．しかし，まだその証明には至っていない．実験動物では，上述のメタンフェタミンのように，中枢時計と末梢時計の位相関係がずれたり，または臓器間（例えば肝臓と肺など）の位相関係がずれてしまったりすることもあり，これも内的脱同調とよび，広い意味での「時差ボケ」であるといえる．

文献

1) Honma K and Honma S: The SCN-independent clocks, methamphetamine and food restriction. Eur J Neurosci, 30: 1707-1717, 2009. doi:10.1111/j.1460-9568.2009.06976.x
2) Williamson LL, Cheng RK, Etchegaray M, et al.: "Speed" warps time: methamphetamine's interactive roles in drug abuse, habit formation, and the biological clocks of circadian and interval timing. Curr Drug Abuse Rev, 1: 203-212, 2008.
3) Shibata S, Tahara Y, Hirao A: The adjustment and manipulation of biological rhythms by light, nutrition, and abused drugs. Adv Drug Deliv Rev, 62: 918-927, 2010. doi:10.1016/j.addr.2010.06.003
4) Iijima M, Nikaido T, Akiyama M, Moriya T, Shibata S: Methamphetamine-induced, suprachiasmatic nucleus-independent circadian rhythms of activity and mPer gene expression in the striatum of the mouse. Eur J Neurosci, 16: 921-929, 2002.

Que アルコールと体内時計の関係
35 は？

Ans

　人類の歴史を考えれば，生活とアルコールは切っても切れない関係にある．マウスでは，アルコール代謝や酔いには日内リズムが存在し，早朝は酔いが醒めづらい．さらに時計遺伝子の SNPs とアルコール依存に相関が報告されている．また，マウスにおいて体内時計の異常は，アルコール性脂肪肝を亢進させる．

アルコールによる酩酊に対する体内時計の作用

　アルコールの代謝は，アルコール脱水素酵素（Alcohol Dehydrogenase：ADH）の働きでアセトアルデヒドになり，その後アセトアルデヒド脱水素酵素（Aldehyde Dehydrogenase：ALDH）で分解され，酢酸になり無毒化される．ALDH の遺伝子多型で，お酒が強いヒトと弱い人がいることも良く知られている．では，これらの酵素活性に日内リズムがあるのだろうか．ラットを用いた研究では，早朝（活動期始め），昼，夕方，夜中において，アルコール投与後の血中アルコール濃度と，これらの酵素活性を調べている．その結果，いずれの時刻に対しても血中濃度に有意な差はなかったが，昼の投与後に低い傾向にあった．また，ADH には日内リズムはみられなかったが，ALDH の Km 活性は昼に高い傾向があり，そのことが血中アルコール濃度を低下させた可能性がある．

　一方，マウスの酩酊に対する日内リズムの研究がある[1]．上述のラットの実験と同様に，早朝，昼，夕方，夜中それぞれにアルコールを投与し，正向反射（マウスを仰向けにして元に戻るまでの時間を計測）を指標に調べている（図1）．その結果，早朝の投与が一番長く酩酊が続き（なかなか仰向けから戻らない），夕方から真夜中にかけては酩酊が長く続かないことがわかった．また，早朝の摂取は，他の時間帯に比較して，血中のアルコール消

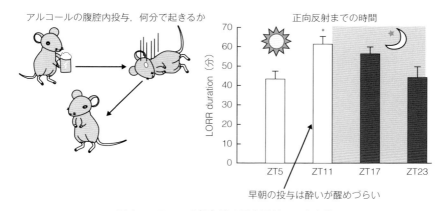

図1 アルコール投与後の正向反射の日内変動
マウスに,異なる時刻で,アルコール（3.5g/kg）を腹腔内投与し,その後の正向反射（起き上がる）までの時間を計測. ZT11（早朝）の投与は正向反射が遅く,酔いが醒めづらい. *p＜0.05.
（Perreau-Lenz et al., 2009[1]）より引用改変）

失が少し遅い傾向があった．また，1986年と少し古い文献ではあるが，マウスの肝臓における ALDH 活性を調べた結果，日内リズムがみられたと報告している．雌雄差があるものの，メスで明瞭なリズムが記載されており，暗期開始時つまり朝に ALDH 活性が一番低かった[2]．すなわち，マウスのデータのみ参照すると，ヒトも朝や昼からはすぐに酔っ払い悪酔いしそうなイメージではあるが，恐らくその通りなのかもしれない．このような酩酊のリズムに対する体内時計遺伝子の関与を調べた研究によると，*Per2* 変異マウスでは，このリズムが消失し，いずれの時間でも長時間の酩酊になり，またアルコールの摂取量が増大した．よって，体内時計の乱れは，酔いから醒めづらくするのかもしれない．

ヒト時計遺伝子の一塩基多型（SNPs）とアルコールの関係を調べた研究がある．*PER2* の SNP（rs56013859）は，アルコールの高摂取に関係し，これは特に若い男性の不眠とアルコール摂取と関連している．一方，*PER1* のSNP は，若い男性のストレス性の飲酒増大と関連するという論文もある．時計遺伝子変異のみならず，極端な夜型化，シフトワークや強いストレス下では，体内時計に不調を来たし時計遺伝子発現リズムに異常が出てくる．す

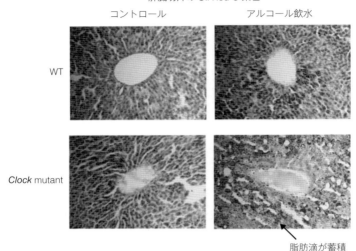

図2 アルコール飲水による Clock mutant マウスの脂肪肝
15％のエタノール水を 8 週間，自由飲水させた後，肝臓切片を Oil Red O 染色した．コントロールは水を飲水．Clock mutant マウスの肝臓でアルコール性脂肪肝が有意に悪化した．(Kudo et al., 2009[4])より引用改変)

なわち，このような状況下における飲酒の増大も時計の不調から説明できる可能性があるが，しっかりとした研究結果はまだない．

アルコール性脂肪肝・線維化に対する体内時計の作用

飲酒によるアルコール性脂肪肝は，その後の肝臓の線維化・癌化とも関連し，注意を有する疾病である．アルコール摂取により，主時計である SCN と，肝臓などの末梢時計の位相がずれてしまうことが知られている[3]．このように生体のリズムの不一致は体内時計の不調をもたらし，代謝に異常を引き起こしやすくなる．このことがアルコール性脂肪肝の一因になっている．筆者らの Clock muntat マウスを用いた研究によると，アルコールの自由飲水で，Clock muntat マウスは，WT マウスに比較して，肝臓の重量が増加し，かつ肝臓内の脂肪蓄積が顕著にみられた（図2）[4]．これは，肝臓での脂肪合成系の酵素遺伝子の発現増大と，脂肪分解系の酵素の遺伝子発現の低下に基づ

くことが明らかになった．また，別の報告では，*Clock* の変異が小腸でのタイトジャンクションの機能を変え，アルコールの吸収増大を引き起こし，このことが肝毒性につながる可能性も指摘している．

体内時計に対するアルコールの作用

今度は逆にアルコール摂取の体内時計に対する作用について考える．動物実験によるとアルコールの摂取は，光による体内時計の位相シフトを抑制することが知られている．一般的に，GABA 関連物質や，抗不安薬は光同調を抑制することが知られているので，アルコールは類似した作用機序で抑制するのかもしれない[5]．また，暗パルス刺激の位相シフトとして知られている運動やセロトニン系化合物は非活動期に処置すると体内時計の位相が前進することが知られている．アルコールは，この暗パルス刺激による位相シフトに対しても，抑制することがわかった．つまり，アルコールは体内時計の位相変容に抑制的に働き，結果的に体内時計を乱すことが考えられる．先にも述べたように，アルコールは SCN の時計と末梢時計のつながりを乱すことから，いわゆる時差ボケ状態を作り出していることになる．以上をまとめると，アルコールの摂取は体内時計を乱し，そのことがアルコールの嗜好性を高めアルコールの依存性を強め，また脂肪肝を助長する可能性が指摘されている．

文献

1) Perreau-Lenz S, Zghoul T, de Fonseca FR, et al.: Circadian regulation of central ethanol sensitivity by the mPer2 gene. Addict Biol, 14: 253-259, 2009. doi:10.1111/j.1369-1600.2009.00165.x
2) Yamazaki H, Nishiguchi K, Miyamoto R, et al.: Circadian rhythms in the activities of brain and liver aldehyde dehydrogenase isozymes in mice. Life Sci, 38: 515-520, 1986.
3) Tahara Y and Shibata S: Circadian rhythms of liver physiology and disease: experimental and clinical evidence. Nat Rev Gastroenterol Hepatol, 13: 217-226, 2016. doi:10.1038/nrgastro.2016.8
4) Kudo T, Tamagawa T, Shibata S: Effect of chronic ethanol exposure on the liver of Clock-mutant mice. J Circadian Rhythms, 7: 4, 2009. doi:10.1186/1740-3391-7-4
5) Albers HE, Walton JC, Gamble KL, et al.: The dynamics of GABA signaling: Revelations from the circadian pacemaker in the suprachiasmatic nucleus. Front Neuroendocrinol, 44: 35-82, 2017. doi:10.1016/j.yfrne.2016.11.003

Que 36 認知症における睡眠と時計の乱れは？

Ans

アルツハイマー病を代表とする認知症，またはハンチントン病などの神経変性疾患では，昼夜逆転などの概日リズム性睡眠障害がみられやすい．神経変性疾患モデルマウスでは，中枢時計で神経伝達物質が減少し，同時に神経発火の日内リズムも消失することから，睡眠障害は体内時計の異常が一因であると考えられる．生活リズムのメリハリ向上，メラトニン，オレキシンなどをターゲットにした創薬など，体内時計の改善による神経変性疾患の予防・改善が期待されている．

認知症患者のリズム障害

医療の発達に伴い寿命が延長したのに対し，高齢者の認知症患者は年々増加しており，介護問題も含め社会問題になっている．厚生労働省の発表（2015年1月）では，2025年には認知症患者は700万人になり，さらに軽度認知障害（Mild Cognitive Impairment：MCI）を持つ高齢者も含めれば1,300万人になると予想されている．認知症の約半数はアルツハイマー型認知症であり，その他は脳血管性認知症，レビー小体型認知症がある．認知症患者によくみられる症状の1つが睡眠障害であり，特に昼間に眠り，夜間に徘徊などで目覚めることが増える「昼夜逆転」が起こりやすい．昼夜逆転は患者本人の睡眠の質やQOLの低下をもたらすだけでなく，介護者の負担も増加するので問題である．睡眠障害の原因は，昼間の外出減少による社会的な刺激の減少，老化に伴う夜間の睡眠の質低下と中途覚醒，さらに概日時計の減弱が挙げられる．

アルツハイマー病と体内時計

アルツハイマー病発症のメカニズムは，アミロイドβ蛋白の異常蓄積による老人斑の出現から始まり，神経原線維変化が細胞内で起き，さらにタウ蛋

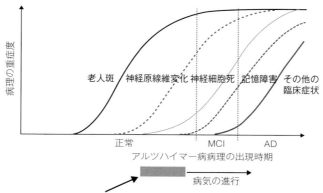

図1 アルツハイマー病の病理と症状の進行
記憶障害が現れた時点では，老人斑（アミロイドβの蓄積）はすでに重症化している．睡眠障害は記憶障害よりも前段階で出現することから，疾患マーカーとなり得る．

白の凝集，神経細胞死へと繋がる（図1）．アミロイドβやタウの蓄積を促進するアルツハイマー病モデルマウスが開発されているが，このモデルマウスの脳脊髄液内で，アミロイドβ濃度が活動期に高い日内変動を示すことが報告されている[1,2]．また，面白いことに断眠ストレスやオレキシン投与による覚醒刺激は，脳脊髄液内のアミロイドβ濃度を上昇させる．逆に，オレキシン受容体の拮抗薬の投与は，アミロイドβ濃度を低下させる．また，アルツハイマー病モデルマウスは，明期の活動が増え，睡眠 - 覚醒のリズム性が減弱している．睡眠も断片化しており，短い眠りを繰り返す．アミロイドβの蓄積（プラーク形成）と活動リズム変化を調べた研究では，活動リズムの減弱はアミロイドβ蓄積後に起こると報告がある．オレキシン受容体の拮抗薬投与は，この活動リズムも改善することが報告されている．一方，一部のアルツハイマー病モデルマウス（変異型マウス *Ps1* 遺伝子，変異型ヒト *APP/TAU* 遺伝子を持つ 3xTg マウス）では，活動リズムのフリーラン周期が短くなっている．また，体温リズムの位相も前進しており，体内時計の時刻が前進している可能性がある．しかし，他のアルツハイマー病モデルマウスでは周期変化がみられない．

その他の神経変性疾患

ハンチントン病は，かつては舞踏病と呼ばれ運動機能障害がみられる疾患だが，ハンチントン病患者もまた昼夜逆転等の概日リズム性の睡眠障害が起こる．ハンチントン病の原因遺伝子である *Huntingtin* 遺伝子の変異（伸長したCAGリピート）を導入したモデルマウスでは，活動開始時刻の乱れ，入眠時刻の遅れがみられ，明期の活動量増加，睡眠の断片化がみられる[3]．また，パーキンソン病患者やモデルマウスでも，睡眠-覚醒リズムの乱れが報告されている．

神経変性疾患モデルマウスの中枢時計

アルツハイマー病患者の死後脳サンプルを解析した結果，SCNにおいてVIPやAVPといった体内時計にかかわる神経伝達物質の量が低下していた[4]．また，松果体では時計遺伝子発現リズムが減弱し，患者のメラトニン分泌リズムも減弱していた．一方，ハンチントン病モデルマウスのSCNでは，時計遺伝子発現リズムは正常にリズムを刻んでいた[5]．しかし，SCNの出力の指標となる神経発火の日内変動は，明期の発火頻度が低下し，昼夜差が消失していた（図2）．同様に，パーキンソン病モデルマウスでも，SCNの時計遺伝子は正常だが，神経発火リズムは減弱していた．また，ハンチントン病モデルマウスのSCNでは，細胞数の減少等は起こっていなかった．アルツハイマー病モデルマウス（ApoE-/-）では，SCNにおけるアミロイドβ，タウの蓄積が認められ，さらにミトコンドリア機能の低下がみられた．よって，神経変性疾患モデルマウスでみられる概日リズムの変化は，中枢時計の機能低下によるものと考えられる．

体内時計の改善が神経変性疾患の予防に繋がる？

これら神経変性疾患でみられる概日リズム障害は，認知症の症状や運動機能異常の出現よりも前にみられやすい．つまり，睡眠障害は神経変性疾患発症の早期発見マーカーになり得る可能性がある．また，高照度光療法，メラトニンやメラトニン受容体アゴニストの投与などによる体内時計の改善が，認知症の症状の改善等に繋がったという報告もある．よって，メリハリのある生活，光・食・運動による体内時計リセットなどが効果的なのかもしれない．

Que36 認知症における睡眠と時計の乱れは？

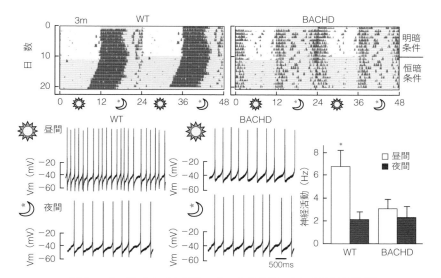

図2 ハンチントン病モデルマウスの行動データとSCN神経活動
（上）ハンチントン病モデルマウス（BACHDマウス，3カ月齢）の行動データ．明期の活動量増加，暗期の活動開始時刻の乱れがみられる．また，恒暗条件下ではフリーラン周期が長い．（下）中枢時計（SCN）における神経活動の日内変動．WTでは明期に高い神経活動がみられるが，BACHDマウスでは日内変動が消失している．$*p<0.05$．（Kudo et al., 2011[5]）より引用改変）

文献

1) Kang JE, Lim MM, Bateman RJ, et al.: Amyloid-beta dynamics are regulated by orexin and the sleep-wake cycle. Science, 326: 1005-1007, 2009. doi:10.1126/science.1180962
2) Roh JH, Huang Y, Bero AW, et al.: Disruption of the sleep-wake cycle and diurnal fluctuation of β-amyloid in mice with Alzheimer's disease pathology. Sci Transl Med, 4: 150ra122, 2012. doi:10.1126/scitranslmed.3004291
3) Kuljis DA, Gad L, Loh DH, et al.: Sex Differences in Circadian Dysfunction in the BACHD Mouse Model of Huntington's Disease. PLoS One, 11: e0147583, 2016. doi:10.1371/journal.pone.0147583
4) Liu RY, Zhou JN, Hoogendijk WJ, et al.: Decreased vasopressin gene expression in the biological clock of Alzheimer disease patients with and without depression. J Neuropathol Exp Neurol, 59: 314-322, 2000.
5) Kudo T, Schroeder A, Loh DH, et al.: Dysfunctions in circadian behavior and physiology in mouse models of Huntington's disease. Exp Neurol, 228: 80-90, 2011. doi:10.1016/j.expneurol.2010.12.011

Que オレキシンと体内時計の関連は？
37

Ans

>　**オ**レキシンは覚醒中枢に作用し睡眠を抑制する．オレキシンの欠乏はナルコレプシー症状を示す．オレキシン受容体拮抗薬は睡眠薬として2014年に初めて承認され，既存のGABA系睡眠薬とは異なる新規の睡眠薬として期待されている．オレキシン神経は中枢時計の制御を受ける他，摂食中枢に投射するオレキシン神経は腹時計への関与が示唆されている．

オレキシンの生理機能
　オレキシンは，1998年に櫻井武先生，柳沢正史先生らが，組織抽出液を用いたオーファン受容体のリガンド探索で発見した[1]．オレキシンは視床下部の摂食中枢に局在していたこと，オレキシンの脳内投与は摂食行動を誘発したことなどから，当時は摂食にかかわるホルモンだと考えられていた．その後，ナルコレプシー症状を持つ犬からオレキシン受容体の変異が報告され，さらにオレキシンノックアウトマウスがナルコレプシー症状を示すことから，睡眠関連遺伝子として注目された[2,3]．ナルコレプシーとは，昼間に突然レム睡眠に陥ってしまう睡眠障害である．ナルコレプシー患者においても，血中オレキシン濃度の低下，死後脳におけるオレキシンニューロンの脱落が報告されている．

　オレキシン産生ニューロンは視床下部外側野に局在しているが，それらの神経軸索の投射は脳内に広く分布している．オレキシン受容体はOX1とOX2の2種類があり，それぞれ発現している神経核は異なる[4]．弓状核や腹内側核へのオレキシン神経の投射は，摂食行動を制御する．末梢からのグルコースやレプチンは，オレキシン神経を抑制し，グレリンは興奮性に制御することで，摂食を調節する．また，オレキシン神経は，青斑核（ノルアドレナリン），縫線核（セロトニン），結節乳頭体核（ヒスタミン），外背側被蓋

150

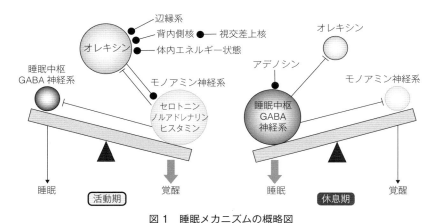

図1 睡眠メカニズムの概略図
睡眠中枢は GABA 神経系，覚醒中枢はオレキシン神経とモノアミン神経により制御されており，互いにシーソーのような関係を保っている．（櫻井，2007[6]）より引用改変）

核（アセチルコリン）などに投射し，これらの神経を活性化させることで覚醒を促している．睡眠・覚醒の調節は図1のようなシーソーで表現することができ，オレキシンはモノアミン神経系を活性化することで覚醒を促し，アデノシンなどはGABA神経系に働きかけることで睡眠を誘発する．また，GABA神経系はオレキシン神経を抑制性に制御することで睡眠をさらに促す．

オレキシン受容体をターゲットにした新しい睡眠薬

これまでの睡眠薬は，図1の中でいうGABA神経系に作用するベンゾジアゼピン系睡眠薬が主であった．これに対し，2014年にMSD（メルク・アンド・カンパニー）からオレキシン受容体1/2の拮抗薬スボレキサント（商品名：ベルソムラ）が，新しい睡眠薬として承認された（図2）．ベンゾジアゼピン系睡眠薬は，脳内に広く分布するGABA受容体（150-200億ニューロン）に作用し，鎮静作用による睡眠作用，その他抗不安作用や筋弛緩作用などを示す．それに対しスボレキサントは，局在するオレキシン受容体（10万ニューロン以下）のみに作用することで，睡眠メカニズムそのものに直接働きかけることで睡眠を誘導する．入眠潜時の減少，中途覚醒の減少，睡眠時間の増加が認められ，ベンゾジアゼピン系睡眠薬にみられる転倒や反跳性

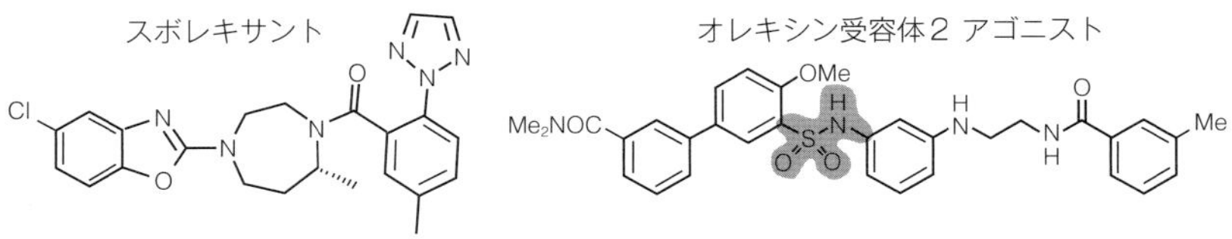

図2 オレキシン受容体アンタゴニストとアゴニストの化学構造
（Nagahara et al., 2015[5] より引用改変）

不眠等の副作用が少ない．よって，メラトニンアゴニストであるラメルテオンと同様に，新しいタイプの睡眠薬として注目されている．一方で，ナルコレプシー患者に対するオレキシン受容体作動薬の開発は現在も継続中である．2015年に柳沢先生らが，ハイスループットスクリーニングにより，オレキシン受容体作動薬を開発したと報告している（図2）[5]．

オレキシンによる腹時計の制御

オレキシンのノックアウトマウス，またはオレキシン神経欠損マウスは，睡眠異常はみられるものの，中枢や末梢臓器の時計遺伝子発現や活動リズムにはさほど有意な変化はみられない．SCNは，視床下部背内側核を介して，視床下部外側野に分布するオレキシン神経の活性に，日内リズムをもたらしている．よって，オレキシンは体内時計の制御下にある分子であり，体内時計の発振そのものを制御している分子ではないと考えられる．一方で，オレキシンが摂食亢進にかかわる神経ペプチドであることから，腹時計への関与が報告されている．マウスに明期のある時刻のみ食餌を与える条件で飼育すると，食餌時刻の前2-3時間に活動が亢進する（Que12参照）．これを予期行動と呼び，摂食中枢である腹内側核に，食餌時刻を記憶することができる腹時計があるのではと考えられていた．オレキシン神経欠損マウスでは，この予期行動が減弱しており腹時計にオレキシン神経の関与が考えられた．また，WTマウスで，予期行動のタイミングに腹内側核のオレキシン神経が活性化していた．このような現象は，グレリン受容体のノックアウトマウスでも報告されており，食餌時刻前の摂食行動亢進が腹時計に関与すると考えることができる．

☕ Coffee break
中枢時計（SCN）のイメージング

　SCN を含む脳スライスを培養し，発光または蛍光イメージングを行うことで，SCN における時計遺伝子や細胞内カルシウムの日内変動を，1 細胞レベルで観測することができる．写真（**図 3**）は，北海道大学の榎木亮介先生から頂いたもので，SCN の一つひとつの細胞が蛍光を発しているのが見て取れる．従来は定量性に優れた発光系（ホタル Luciferase など）を組

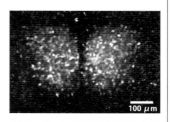

図 3　Per1-GFP を組み込んだ
　　　SCN の蛍光イメージング
（北海道大学榎木亮介先生ご提供）

み込んだ SCN スライスを，CCD カメラでイメージングしていた．しかし，榎木先生らはニポウディスク共焦点顕微鏡を用い，蛍光における退色，励起光による細胞へのストレスを低減させることで，発光よりも優れた解像度で日内リズム測定に成功している．

文　献

1) Sakurai T, Amemiya A, Ishii M, et al.:Orexins and orexin receptors: a family of hypothalamic neuropeptides and G protein-coupled receptors that regulate feeding behavior. Cell, 92: 573–585, 1998.
2) Chemelli RM, Willie JT, Sinton CM, et al.: Narcolepsy in orexin knockout mice: molecular genetics of sleep regulation. Cell, 98: 437–451, 1999.
3) Peyron C, Faraco J, Rogers W, et al.: A mutation in a case of early onset narcolepsy and a generalized absence of hypocretin peptides in human narcoleptic brains. Nat Med, 6: 991–997, 2000. doi:10.1038/79690
4) Tsuneki H, Sasaoka T, Sakurai T: Sleep Control, GPCRs, and Glucose Metabolism. Trends Endocrinol Metab, 27: 633–642, 2016. doi:10.1016/j.tem.2016.06.011
5) Nagahara T, Saitoh T, Kutsumura N, et al.: Design and Synthesis of Non-Peptide, Selective Orexin Receptor 2 Agonists. J Med Chem, 58: 7931–7937, 2015. doi:10.1021/acs.jmedchem.5b00988
6) 櫻井　武：オレキシンによる覚醒と睡眠の制御．蛋白質核酸酵素，52：1840–1848，2007．

Que 38 睡眠時無呼吸症候群と体内時計の関係は？

Ans

睡眠時無呼吸患者は，睡眠時の断続的な低酸素暴露，サイトカインの上昇，交感神経活性化などにより，時計遺伝子が直接影響を受ける可能性がある．また，浅い睡眠により，昼間の眠気が増加し，睡眠－覚醒リズムも狂う．睡眠時無呼吸症候群の治療にはCPAPと呼ばれる気道陽圧法が効果的である．

睡眠時無呼吸症候群とは

睡眠中に無呼吸を繰り返す疾患であり，成人男性の3－7％，女性の2－5％が罹患している．中枢性と閉塞性の2種類があり，ほとんどは上気道の閉塞が原因である閉塞性睡眠時無呼吸である（図1）．中枢性は，脳からの呼吸司令が来ない，伝達されない，などの障害による呼吸停止が原因である．肥満は上気道閉塞の最も考え得る原因であり，その他，顎や扁桃腺，舌などの形状によっても閉塞が起こる可能性がある．診断では，下記の睡眠ポリグラフ検査，または家庭でもできるウォッチパットを用いた睡眠検査を行う．1時間あたりの無呼吸または低呼吸の回数（AHI）が5－15で軽症，15－30で中等症，30以上で重症と判定する．

閉塞性睡眠時無呼吸の治療法は，生活の改善，体重の減量，横向きで眠るなどの他，睡眠時の呼吸を改善するマウスピースの装着，空気を送り込むことで気道を押し上げるCPAP（鼻マスク式持続的気道陽圧法）の装着がある（図1）．特にCPAPは，マスクを装着して寝なければいけないが，効果は抜群である．最近では，外科手術による治療も行われている．

無呼吸による低酸素が体内時計を変化？

睡眠時無呼吸患者は，夜の睡眠が浅いことから，昼間の眠気に襲われやすく，結果的に睡眠－覚醒リズムの乱れがみられる．睡眠時無呼吸患者の末梢血を4時間おきに採取し，時計遺伝子 *PER1* のmRNA発現リズムを調べた

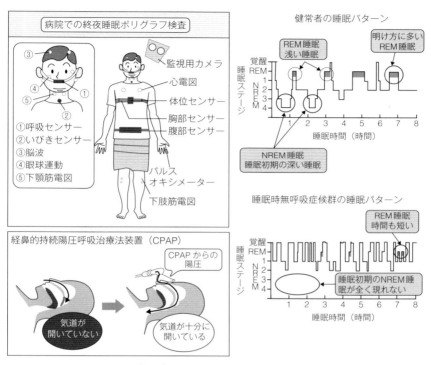

図1 睡眠ポリグラフ検査，睡眠時無呼吸症候群の概略図
（左上）睡眠ポリグラフ検査の概要．（左下）CPAPの概要．（右）健常者と睡眠時無呼吸患者の睡眠パターンの一例．

報告がある[1]．測定ポイントが4つと少ないが，健常者では朝6時にみられたピークが，無呼吸患者では深夜2時の方向に前進している結果であった（図2）．睡眠時無呼吸で起こる変化として，血中酸素濃度の断続的な低下，ノルアドレナリンの増加，さらにTNF α，IL-6などのサイトカインの上昇などがある．Que28でも述べたが，低酸素刺激はHIF1/BMAL1を介した*Per1/2*の発現増加に繋がる．また，Que21で紹介した通り，ノルアドレナリン増加も*Per1/2*の発現増加に繋がるだろう．さらに，IL-6も*Per1*の発現を促すことが報告されている．よって，これらが夜間の*Per1*発現を上昇させ，体内時計の時差ボケをもたらしている可能性がある．

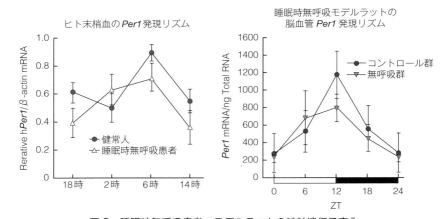

図2 睡眠時無呼吸患者，モデルラットの時計遺伝子変化
（左）健常者，閉塞性睡眠時無呼吸患者，それぞれ8人の末梢血を採取し，白血球中のPer1 mRNA発現の日内リズムを測定．（Burioka et al., 2008[1]）より引用改変）．（右）気道管腔内に挿入したシリコンチューブを用いた睡眠時無呼吸モデルラットの脳血管におけるPer1 mRNA発現の日内リズムを測定．（Durgan et al., 2016[2]）より引用改変）

　他の研究では，ラットの無呼吸モデルを用いて時計遺伝子を評価している．無呼吸モデルラットは，気道管腔内に挿入したシリコンチューブを膨らますことで定期的に気道狭窄を起こし，作製している[2]）．また，シリコンチューブはパソコンで外部から自動で制御している．実際に，1時間に60回の無呼吸（10秒/回）を明期のうち8時間連続して行い，それを2週間続け，心臓，脳血管の組織を採取している．心臓では時計遺伝子の変化はみられなかったが，脳血管では有意に振幅が低下し，上述のヒトのデータと同じくPer1/2の発現リズムが若干前進していた（図2）．無呼吸患者では，脳内の血流が低下しており，末梢臓器よりも脳は，より無呼吸の影響を受けやすい可能性がある．

☕ Coffee Break
睡眠の測定方法（ヒト）

　睡眠の内容を細かく測定するには，病院で，泊まり込みで行う，睡眠ポリグラフ検査が一般的である．検査では，脳波，眼球運動，筋電，心電，呼吸，いびきなど多くの項目を同時に測定する（図1）．欠点は，病院でしか行えないこ

と，データ量が膨大で解析が大変なことである．一方，近年自宅でも行える簡易睡眠測定法が数多く開発され，それを用いた研究報告も蓄積しつつある．まずは自宅で簡易検査を行い，その後問題があれば通院しポリグラフ検査を行う方が効率が良い．スリープウェル社のスリープスコープは，額と首元にセンサーを取り付けるだけの簡易脳波測定計で，自宅でも簡単に睡眠脳波測定が行える．フィリップス社のウォッチパットは，腕時計，指先キャップ型測定器で，胸元センサーを取り付け，3段階の睡眠，血中酸素飽和度，脈拍，いびきなどを同時に測定でき，睡眠時無呼吸の検査に適している．オムロンの睡眠計（HSL-101）は，ベッドサイドに起き，微弱な電波で睡眠中の体動を測定することで，眠りを3段階で評価している．また，最近話題の腕時計型活動量計などは，3軸加速度センサーと脈拍測定により，2または3段階の睡眠評価を行う．研究者用に開発しているスリープスコープやウォッチパットなどは文献も多数報告があるが，腕時計型活動量計は商業用でデータの信頼度はまだ低いだろう．その他の睡眠測定法として，睡眠日誌，ピッツバーグ睡眠質問票がある．寝床に入った時刻や起床時刻の他，睡眠の質，目覚め時の眠気，気分など，睡眠の研究にはかかせないデータとなる．また最近は，睡眠脳波解析ではなく，これらの質問結果から，不眠対象の機能性表示食品の認可が下りている（**Que39** 参照）．

文献

1) Burioka N, Koyanagi S, Endo M, et al.: Clock gene dysfunction in patients with obstructive sleep apnoea syndrome. Eur Respir J, 32: 105-112, 2008. doi:10.1183/09031936.00138207
2) Durgan DJ, Crossland RF, Bryan RM Jr: The rat cerebral vasculature exhibits time-of-day-dependent oscillations in circadian clock genes and vascular function that are attenuated following obstructive sleep apnea. J Cereb Blood Flow Metab, 271678X16675879, 2016. doi:10.1177/0271678X16675879

Que 39 睡眠リズムに影響を与える機能性食品は？

Ans

機能性表示食品制度（2015年より施行された）により，睡眠やストレスをターゲットにしたサプリメントが市場拡大している（表1）．メラトニン，トリプトファンや，ハーブなど，これまでに報告のある睡眠改善素材に加え，近年ではグリシン，テアニン，清酒酵母などが登場している．今後の市場拡大とともに，臨床試験，動物試験における確かなエビデンスの蓄積を期待する．

メラトニン

国内では健康食品としての販売は法律で禁じられており，薬品扱いになっているが，米国では睡眠サプリメントとして購入可能である．一方，メラトニン受容体アゴニストが国内でも承認されている．2つのシステマティックレビューで，メラトニンの不眠症に対する効果が検証されており，どちらもポジティブな評価をつけている[1]．このうち1報のレビューでは，78の関連文献があり，2002年以降に行われた6報が不眠症を対象とした夜間投与の臨床試験であったとして解析している．使用されたメラトニンは即時放出型と持続放出型それぞれあったが，6報のうち5報で有意な睡眠改善効果（睡眠の質，入眠時刻，朝の覚醒）がみられている．また，高齢者の方が若年者より効果があったという報告もある．

トリプトファン，5-HTP

生体内におけるメラトニン合成経路は，トリプトファン→5-HTP→セロトニン→メラトニンの順に合成される．セロトニンは血液脳関門を通過しないが，5-HTPは容易に血液脳関門を通過することから，5-HTPがサプリメントとして海外で販売されている．国内では医薬品扱いとなり，健康食品としての販売はない．効果として不眠症とともに，うつ症状，肥満，頭痛などに効果がある．しかし，過剰摂取による副作用が指摘されている．トリプトファ

表1 認可済みの睡眠をターゲットにした機能性表示食品一覧（2017年3月現在）

機能性関与成分名	効　果	届出者
L-テアニン	起床時の疲労感・眠気の軽減	伊藤園，コカ・コーラ，タイヨーラボなど多数
L-セリン	寝つきの改善，熟眠感の改善，起床時の満足感	ファンケル
グリシン	自然な深い眠り，睡眠の質改善	味の素
清酒酵母	睡眠の質向上	ライオン
アスパラガス由来成分	睡眠の質改善，休日明けの心の健康維持	大塚製薬
クロセチン	中途覚醒の減少	富士フィルム
セサミン	寝つき，眠りの深さ，寝覚めの体調の改善	サントリーウエルネス

ンは，血液脳関門を通過するが，アミノ酸トランスポーターにより運ばれるため，他のアミノ酸と競合して通過量は変化する．

ハーブ療法

ハーブエキスによる睡眠サプリとして，バレリアン（セイヨウカノコソウ），ホップなどが有名である．その他，カヴァ，パッションフラワー，カモミール，レモンバーム（メリッサ），ラベンダーなども知られている．不眠症を対象に様々なハーブ療法を調べたシステマティックレビューでは，バレリアン，ホップが一番効果的な報告が多かったが，全体として有意な効果は認められなかった[2]．また，躁うつ病患者の不眠に対する効果においても，ハーブの中でバレリアンが一番効果的だと述べている[3]．カモミール，パッションフラワーは，ヒトでの有効性は認められていない．一方で，ハーブによるストレス解消効果，リラックス効果を介した間接的な睡眠改善効果もある．

L-テアニン

「テアニンの働きで健やかな眠りをサポートするむぎ茶」（伊藤園），「テア眠」（タイヨーラボ），「グラソー スリープウォーター」（コカ・コーラ），「爽眠α」（プログレ）などが認可済み．どの企業も，研究レビューを行うことで機能性表示食品を認可．どの申請もほぼ同じ研究レビューを提出しており，白川修一郎先生らが2004，2008年に報告した日本語の文献を参照し，L-テアニンのヒト試験の効果を主張している．

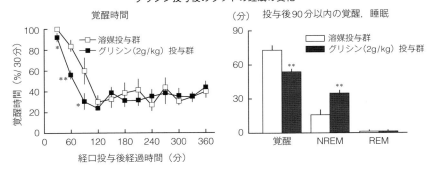

図1 グリシンの睡眠への作用
ラットに 2g/kg のグリシンを経口投与した際の覚醒，睡眠の変化．グリシン投与後，覚醒の減少，NREM 睡眠の増加がみられた．*p＜0.05，**p＜0.01．（Kawai et al., 2015[4]）より引用改変）

L-セリン

ファンケルは，独自の臨床試験を行い，「快眠サポート」の認可を得ている．実験結果は，睡眠の質の向上（寝つきの改善，熟眠感の改善，起床時の満足感）であった．

グリシン

味の素により，ラット，マウス，ヒトなどで同様の結果が論文で報告されている（図1）[4]．「グリナ」（味の素）として機能性表示食品の認可済み．就寝前の摂取で，すみやかな自然な深い眠りに入り，睡眠の質を改善する．他の臨床実験では，睡眠制限をかけた健常人にて，グリナ摂取による日中の作業効率の改善効果を報告している．

清酒酵母

「グッスミン 酵母のちから」（ライオン）．筑波大学の裏出先生らが，臨床試験を報告している[5]．細胞実験では，アデノシンA2Aのアゴニストとして作用することが明らかになっている．臨床試験では，入眠直後の delta パワー増加，成長ホルモン分泌増加，起床後の眠気・疲労の改善などがみられた．機能性表示食品として登録されている．

アスパラガス由来成分

大塚製薬株式会社より，「睡眠の質を高め，休日明けの心の健康維持，健

康に良い睡眠の維持」の効果があると報告されている．社会的時差ボケに着目し，休日明けの効果を自社の臨床試験にて報告している．

クチナシ由来クロセチン
富士フィルム株式会社．理研ビタミンが行った研究論文より，睡眠時の中途覚醒回数の減少効果を引用．

セサミン
サントリーウエルネス株式会社．最終製品を用いた臨床試験より，寝付き，眠りの深さ，寝覚め，眼の疲れの項目で有意な効果を示したと報告している．

☕ **Coffee Break**

機能性表示食品制度ってどうなの？

　上述の通り，2015年から施行された機能性表示食品制度では，企業の責任という1報の臨床試験で認可が下りているのが現状である．機能性表示食品は国の審査はない．企業が機能性や安全性の科学的根拠を示す資料をそろえ，消費者庁に受理されれば販売できる．またどこか1社が臨床試験を行い，査読付き論文を掲載すれば，他社はその文献を引用して研究レビューを書けばよい．よって新規の素材で特許を持っていたりしない限り，他社の追従が容易である．1報でいいので，その後の大規模研究などももちろん行われず，科学的根拠が追求されずに市場でのみ流行する可能性もあるだろう．

文　献

1) Culpepper L and Wingertzahn MA: Over-the-Counter Agents for the Treatment of Occasional Disturbed Sleep or Transient Insomnia: A Systematic Review of Efficacy and Safety. Prim Care Companion CNS Disord, 17, 2015. doi:10.4088/PCC.15r01798
2) Leach MJ and Page AT: Herbal medicine for insomnia: A systematic review and meta-analysis. Sleep Med Rev, 24: 1-12, 2015. doi:10.1016/j.smrv.2014.12.003
3) Baek JH, Nierenberg AA, Kinrys G: Clinical applications of herbal medicines for anxiety and insomnia; targeting patients with bipolar disorder. Aust N Z J Psychiatry, 48: 705-715, 2014. doi:10.1177/0004867414539198
4) Kawai N, Sakai N, Okuro M, et al.: The sleep-promoting and hypothermic effects of glycine are mediated by NMDA receptors in the suprachiasmatic nucleus. Neuropsychopharmacology, 40: 1405-1416, 2015. doi: 10.1038/npp.2014.326
5) Monoi N, Matsuno A, Nagamori Y, et al.: Japanese sake yeast supplementation improves the quality of sleep: a double-blind randomised controlled clinical trial. J Sleep Res, 25: 116-123, 2016. doi:10.1111/jsr.12336

Que 40 青色光の体内時計,睡眠への作用は?

Ans

膜にあるメラノプシン受容体は,青色光を受容して中枢時計に信号を伝える.高照度光や青色光の暴露は,体内時計の改善,睡眠の改善のみならず,うつ病や認知症の改善にも繋がる.しかし,強い光の暴露,とくに青色の光は網膜における加齢性黄斑変性症の発症リスクを増やす可能性もある.

メラノプシンが青色光を受容して体内時計を調節

網膜の視細胞である桿体細胞や錐体細胞は,視覚認知として光を受容している.それとは別に,ipRGC(intrinsically photosensitive retinal ganglion cell)という神経節細胞の一部の細胞が,体内時計の入力として光を受容している.この細胞に発現しているメラノプシンは,オプシン型の光受容体であり,吸収極大波長は460nm-480nm,つまり青色光に応答する.ipRGCは,SCN(中枢時計)に神経投射しており,網膜で受容した光情報を直接伝達し,体内時計の同調を促す.しかし最近の報告では,555nmの光でも体内時計の同調(メラトニン分泌リズムの変化)が起きたことから,メラノプシン以外の関与も示唆されているが,詳細はまだ明らかになっていない.

寝る前のタブレット使用が体内時計に影響

LEDの波長は,蛍光灯や白熱電球に比べて,青色の光が強い(図1).よって,夜間のパソコンやタブレットの使用は,青色光が余計に暴露されていることになる.ある研究では,iPadなどのLEDライトを使用したタブレットを用いて,寝る前に本を読んでもらい体内時計や睡眠への影響を調べた結果,紙の本を読むよりもタブレットで読む方が悪い影響がみられた[1].つまり,タブレット使用者の方が,入眠時間の増加,次の日の夕方の眠気減少,メラトニン分泌の減少,次の日の朝の覚醒減少などがみられた(図2).さらに,5日間の入眠前の読書を行った次の日には,メラトニン分泌のピーク時刻が,

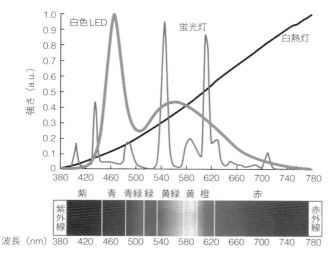

図1 蛍光灯，白熱灯，LEDの波長の違い（Tosini et al., 2016[3]）より引用改変）

紙の本を読んだ時に比べて，1.5時間後退していた．つまり，夜のタブレット使用は体内時計や睡眠に影響を与える．実験は3Lux以下の薄暗い室内で行っており，タブレットの光は，約30-50Luxであり，この弱い光でも体内時計が影響を受けたのは驚きである．

高照度光療法，青色光暴露による治療

高照度光暴露による睡眠リズム，体内時計の改善，または冬季うつ病や高齢者の認知機能の改善がみられることがわかっている．2,500lux以上の光が効果的であるとされ，実際には8,000-10,000luxの光が使用されることが多い．室内の蛍光灯は明るくても1,000lux以下であり，それよりはかなり明るい．この光を2週間，午前中に1時間以上暴露することで，アルツハイマー病患者の睡眠が改善したという報告がある．また，189人のアルツハイマー患者の5年間に及ぶ高照度光療法は，約1,000luxと光度は低いが，認知機能低下の予防，うつ症状の改善といった結果も得られている．

一方で，高照度光療法は1980年代から行われていたが，2000年始めに上述のメラノプシン受容体の機能がわかってから，青色光に特化した光治療法も報告されている．それぞれの文献で光条件は統一されてはいないが，青色

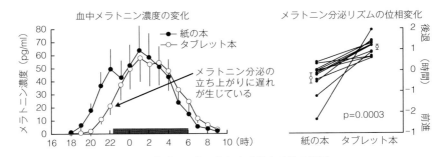

図2 タブレットの光による体内時計の後退
（左）紙の本，またはタブレット本を就寝前に読んでもらい（4時間以内），同時に血中のメラトニン濃度を1時間おきに測定した結果．（右）5日間同様の読書を続けた次の日に測定したメラトニンの日内リズムの，ピーク時刻変化．(Chang et al., 2015[1] より引用改変)

の波長を増やした蛍光灯（1,000lux程度）を，午前中2時間暴露することを続けた結果，アルツハイマー病患者の夜間徘徊が減り，夕方の焦燥性興奮も減ったという報告がある[2]．季節性うつ病にも青色光暴露による改善効果が報告されており，またメラノプシン遺伝子の変異が季節性うつ病の罹患と相関するという報告もある．また加齢に伴いレンズは黄色くなり，青色光の透過率は減少する[3]．白内障の摘出手術を受けた後は，睡眠リズムが改善したという報告もあることから，加齢による体内時計の減弱はレンズの色の変化による可能性もある．また，300luxの青色光を明期の始めに当てることで，ハンチントン病モデルマウスの運動機能や睡眠リズムが改善したという報告もある[4]．

青色光の網膜への影響

一方で，強い光や青色光は目の健康には良くない[3]．強い光の暴露は，網膜における熱の発生，また酸化ストレスの発生により，網膜のダメージへと繋がる．特に，緑色や白色の光よりも，青色の光の方が，酸化ストレスの発生が大きく被害も大きい．また，その影響は高齢になるほど顕著に現れる．網膜のダメージは，加齢性黄斑変性症の発症に繋がる．よって，高照度光療法や青色光による体内時計の治療は，加齢性黄斑変性症の可能性を高めていることにもなる．しかし，これら影響は短期間の研究が多く，実際に高照度光療法を長期に続けた場合の影響はまだ報告がないのでわからない．

☕ Coffee Break
アメリカは暖色系の照明が一般的

　筆者（田原）がアメリカ留学に来て驚いたのは，部屋が暗いことである．まず，リビングの天井に電気を取り付ける所がない．リビングは間接照明が一般的なのだ．さらに，スーパーや電気屋に売っている蛍光灯やLEDも，ほとんどが暖色系の黄色い光のものが一般的である．もちろん研究室では青白い蛍光灯が使われているが，これまでにお邪魔させて頂いたどの家庭も，暖色系の暗い部屋だった．上述のタブレットの光の影響は米国ではかなりニュースになったが，日本の研究者の間ではそんな弱い光で本当に体内時計が動くのかと，疑問に思っている人もいる．しかし，毎日この暗い部屋で生活していると，LEDの発する青白い光が非常に眩しく感じてくるのである．日本の部屋は明るかった……．日本は，まずあの部屋の照明を変えることが体内時計の健康維持の第一歩かもしれない．また，iPhoneには，night shiftモードという設定があり，夜間は暖色系の画面に切り替えることができる．さすが，訴訟の国だけあってこんなとこにも予防線を張っている！

文　献

1) Chang AM, Aeschbach D, Duffy JF, et al.: Evening use of light-emitting eReaders negatively affects sleep, circadian timing, and next-morning alertness. Proc Natl Acad Sci USA, 112: 1232-1237, 2015. doi:10.1073/pnas.1418490112
2) Sloane PD, Figueiro M, Garg S, et al.: Effect of home-based light treatment on persons with dementia and their caregivers. Light Res Technol, 47: 161-176, 2015. doi:10.1177/1477153513517255
3) Tosini G, Ferguson I, Tsubota K: Effects of blue light on the circadian system and eye physiology. Mol Vis, 22: 61-72, 2016.
4) Wanga HB, Whittakera DS, Truonga D, et al.: Blue light therapy improves circadian dysfunction as well as motor symptoms in two mouse models of Huntington's disease. Neurobiol Sleep Circadian Rhythms, 2, 39-52, 2017. doi:http://dx.doi.org/10.1016/j.nbscr.2016.12.002

索　引

和文索引

あ

青色光　39, 162
暁現象　59
アクチウォッチ　20
アゴメラチン　47
アサガオ　44
朝型　22, 73, 94, 103, 127
朝型－夜型質問紙　40, 75
朝ごはん　50
アスパラガス由来成分　160
アセチルコリン　14
アセトアルデヒド脱水素酵素　142
アデノシン A2A のアゴニスト　160
アドレナリン　86, 99, 107
アミノ酸　62, 70
アミロイド β　147
アルコール　142
　——性脂肪肝　142
アルコール脱水素酵素　142
アルツハイマー病　146, 163
アレルギー　93
暗パルス　118, 124

位相反応曲線　52
一塩基多型　22
胃腸運動　14
イメージング　153
インクレチン　56

インスリン　54, 58, 63, 95
インターロイキン－6　99

ウズラ　43
うつ病　24, 108, 162
運動　110, 118, 122

エクササイズ　98
エネルギー消費　101
エネルギー代謝　16
エルゴメーター　104
炎症性サイトカイン　92
塩分　63

黄体形成ホルモン　18
オキシントモジュリン　55
オクトレオチド　60
オステオペニア　90
親時計　32
オリーブ　81
オレキシン　126, 147, 150
オレキシン受容体拮抗薬　150
温度　36

か

海外旅行　116
概日リズム性睡眠障害　126, 146
海馬　7, 78, 122
潰瘍性大腸炎　30
学業成績　78

覚醒　118
覚せい剤　138
覚醒刺激　120
覚醒中枢　150
核内受容体　16, 62
隔離実験室　38, 103, 141
過酸化水素　110
家族性睡眠相前進症候群　23
活性酸素　110
家庭環境　80
カドミウム　112
カフェイン　62, 66, 120
花粉症　93
仮眠　76
カルシウム　66, 72
加齢性黄斑変性症　162
環境因子　38
関節リウマチ　92
肝臓　51, 144
冠動脈疾患　134
漢方薬　63

記憶力　32
季節性感情障害　42
規則正しい食生活　29
気道狭窄　156
気道陽圧法　154
機能性表示食品　158
給餌装置　50
休日　40
吸収　14
吸収極大波長　162
牛乳　70
強制運動　86
強制水泳試験　108, 123
恐怖条件付け記憶試験　80

虚血　115
魚油　56
筋肉　90, 115
筋力　90, 95

空腹時血糖　59
グリシン　160
グルカゴン　54
グルコーストランスポーター　61
グルココルチコイド　86, 93, 106
グルタチオン　112
グルタミン酸　6, 34
グレリン　152
クローニング　10
クロセチン　161
クロノタイプ　22, 38, 40, 61, 74, 76, 96

蛍光　153
軽度認知障害　146
血糖値　56, 58
ケトン食　63
嫌気的解糖　115

抗うつ　122
高架式十字迷路試験　108
交感神経　69, 78, 86, 98, 106, 154
高脂肪食　52, 82
光周性　44
高照度光　33, 163
高照度光療法　42, 129, 148
拘束ストレス　106
交替勤務性概日リズム障害　127
交替制勤務　74
光電子増倍管　64
行動リズム　33
抗肥満　68

167

高齢者　105, 128
コーヒー　66, 137
コカイン　109
午睡　134
骨格筋　122
骨芽細胞　91
子時計　32
コホート研究　61
コルチコステロン　51, 84, 107
コルチゾール　38, 58, 95
コレステロール　16, 78
コンスタントルーチン　38

さ

サーチュイン　26, 27
最高酸素摂取量　104
サイトカイン　7, 30, 154
酢酸　83
サルコペニア　26, 61, 70, 90
酸化ストレス　106, 110, 164

ジアゼパム　131
シアノバクテリア　12
心拍数　78
シエスタ　81, 134
時間治療　92
時間毒性学　112
時間薬理　92
試験管内再構成　13
視交叉上核　6
時差ボケ　8, 30, 53, 58, 74, 94, 116, 141, 145
　──モデルマウス　30
視床下部外側野　150
視床網様核　47
次世代シークエンサー　22, 82

自転車エルゴメーター　87
自発運動　86
シフトワーク　28, 74
自閉症　129
脂肪肝　16
脂肪細胞　17
脂肪酸化　98
脂肪燃焼　98
社会的時差ボケ　18, 30, 97
社会的ストレス　106
嗅覚　69
自由継続　19
集中治療室　132
寿命　29
消化　14, 56
松果体　39
ショウジョウバエ　29
情動行動　109
生薬　63
食物繊維　72, 83
ショットガンメタゲノミクス　82
徐波睡眠　76
新奇物体認識試験　80
神経活動　149
神経伝達物質　50
神経発火　46
神経変性疾患　129, 146
深睡眠　137
新生児　19
心臓発作　115
心拍数　38
心拍変異度　103

随意最大筋力　95
膵臓　55
睡眠慣性　137

睡眠時無呼吸　154
睡眠障害　126
睡眠相後退症候群　20
睡眠相前進症候群　127
睡眠日誌　157
睡眠の2プロセスモデル　126
睡眠の質　102
睡眠不足　80
睡眠発作　126
睡眠ポリグラフ検査　154
スクリーニング　64
ストレス　86, 106, 110
ストレス耐性　107
スペイン　81
スボレキサント　151

生活習慣病　74
制限給餌　50
精子　45
清酒酵母　160
成長ホルモン　60, 98
赤外線センサー　132
赤色灯　21
セサミン　161
絶食　54
絶食時間　57
セボフルラン　132
セロトニン　42, 72, 119, 122
セロトニン受容体作動薬　124
セロトニン神経　20
セロトニン選択的再取り込み阻害薬　122
線維芽細胞　66
線条体　140
喘息　93
前立腺がん　24

躁うつ病　120
双極性障害　120
早産児　20
早朝覚醒　129
足底筋　71
ゾルピデム　130

た

ダイエット　98
体温　8, 51, 95, 102
耐糖能　52
大脳皮質　106, 125
タウリン　63
多相性睡眠　132
脱同調　38
単一細胞イメージング　64
短鎖脂肪酸　72, 83
短日　43
暖色系　165
炭水化物　54
断眠　74
断眠ストレス　147

昼行性　34
昼行性動物　118
中枢時計　6, 34, 37, 86, 118, 153, 162
中途覚醒　129
昼夜逆転　129, 146
超朝型　128
長期記憶　80
長日　43
朝食　58, 70, 78, 98
腸内細菌　82
腸内細菌叢　82
直腸温　32
チロシンヒドロキシラーゼ　109

169

低酸素　114, 154
デキサメサゾン　64, 86
テストステロン　45, 95
徹夜　126
テロメア　26, 28
電位依存性 Ca^{2+} チャネル　61
てんかん　121

冬季うつ病　42
糖新生　59
糖代謝　15
同調　8, 86
同調因子　8, 106, 116
糖尿病　24
糖負荷試験　15, 60
ドーパミン　109
ドーパミン受容体　140
ドーパミン神経　138
時計遺伝子　9, 10
時計遺伝子ノックアウトマウス　83
時計下流遺伝子　12
トランスポーター　14
トリグリセリド　99
トリプトファン　72, 122, 158
トレッドミル運動　86, 102

な

内的脱同調　139
ナルコレプシー　126, 139, 150

匂い　69
日照時間　43
乳酸　83, 115
認知症　146, 162

ネガティブ・フィードバックループ　10

脳波測定計　157
脳波測定装置　132
ノビレチン　62
ノルアドレナリン　86, 99, 107, 123
ノンレム睡眠　47, 128

は

パーフォマンス　134
ハーブ療法　159
バイオプシー　34, 40
廃用筋萎縮モデルマウス　71
排卵　19
発がん　74
発達障害　129
花芽形成　43
パフォーマンス能力　94
腹時計　50, 152
バルプロ酸　121
ハルミン　63
半減期　48
繁殖活動　43
ハンチントン病　146, 148

非24時間睡眠覚醒症候群　127
非アルコール性脂肪肝　30
光受容体　162
光照射　37
光同調　145
ヒスタミン　93
肥満　17, 31, 74, 81
昼寝　134

不安　106

副交感神経　78
不妊　24
不眠症　123, 126, 158
冬　36
フラボノイド　62
フリーラン　38, 138
フルオキセチン　42
フレイル　70
プレバイオティクス　85
ブロチゾラム　131
プロバイオティクス　85
プロピオン酸　83
分岐鎖アミノ酸　122
分子時計　11

平日　40
ヘテロ2量体　11
ベンゾジアゼピン　48, 118, 130, 151
扁桃体　42

膀胱　129
捕食　36
骨　90
ポリフェノール　62
ホルモン感受性リパーゼ　100

ま

マイクロアレイ　12
麻酔　130
マスト細胞　93
末梢時計　6, 34, 37, 68, 86, 106
慢性腎不全　129
ミトコンドリア　90, 148
ミュンヘンクロノタイプ質問紙　40

明暗ボックス　117

酩酊　142
メタ解析　135
メタボリックシンドローム　78
メタンフェタミン　138
メラトニン　32, 38, 46, 68, 72, 87, 102, 111, 118, 129, 148, 158, 162
メラトニン合成酵素　49
メラトニン受容体　46
メラトニン受容体アゴニスト　42, 48, 130, 148
メラノプシン　162

毛包細胞　34, 40, 88, 102
網膜　162

や

夜間交替勤務者　108, 112
薬物依存　109
夜行性　34
夜食　17
山登り　116

夕ごはん　50
有酸素運動　87, 95, 96
夕食　58
遊離脂肪酸　54, 99

ヨーグルト　85
予期行動　50, 139, 152
夜型　22, 31, 73, 94, 127

ら

酪酸　83
ラメルテオン　47

171

リチウム塩　120
リポポリサッカライド　30
硫化水素　84

ルシフェラーゼアッセイ　63, 89

レスベラトロール　28, 62
レム睡眠　128

老化　26, 29, 129
ロゼレム　47

わ

輪回し　36
輪回し運動　86

欧文索引

ALDH　142
AMPK　55
BDNF　122
bHLH　114
Bmal1　53, 115
Bmal1 ノックアウトマウス　17, 26, 90, 111
BMI　31
β 細胞　15, 55, 111
C3H マウス　49
C57BL/6　42
cAMP　66
casein kinase1　12
CLOCK/BMAL1　11
Clock mutant マウス　10, 24, 60, 108, 111, 121, 144
CREB　35, 46, 54, 80, 107
DHA/EPA　54, 63
DLMO　39
dysbiosis　84
E-box　11, 27
E4BP4　15
ES 細胞　7
FASPS　23
$GABA_A$ 受容体　130
GABA ニューロン　47
GLP-1　56
GnRH　18
GSK3 β　120
GWAS　22
HIF1　114
HLF　15
HPA 軸　7, 86
HPG 軸　7, 18

索　引

HRV　103
IL-6　92, 155
in vivo imaging　64
ipRGC　162
iPS 細胞　6, 19
kaiC　13
L- オルニチン　56, 63
L- セリン　160
L- テアニン　159
L- トリプトファン　42
LDL コレステロール　78
LED ライト　162
LH　18
LPS　30
LTP　80
mTOR　70
Mutagenesis　10
MyoD　90
NAD$^+$　27
NMDA 受容体　140
NRF2　111
p53　25
PARP-1　54
PAS ドメイン　114
Pept1　14
Per1/2　84
Per1　34, 125, 140, 154
PER2::LUC　64
Per2　106, 125
Per3　105
PPAR α　111
PRC　52, 64, 89
Rev-erb α / β　16
RORE　16
ROS　110
SAM 軸　86

SCN　6, 118, 148
SIRT1　27, 54
SNPs　22, 143
SSRI　122
Toll-like Receptor　84
U2OS 細胞　66
Wee-1　25

数字

3 交替制　76
5-HTP　158

173

あとがき

　体内時計の研究は，観察研究から始まり体温リズムや血圧リズムなど生理学的な指標を頼りに研究されていた．しかしながら，1997年に哺乳動物のマウスから，最初の時計遺伝子 *Clock* がクローニングされ，状況は一変した．その後の数年間は時計の部品に相当する時計遺伝子の発見競争が活発に行われ，いわゆるビッグジャーナルに次々に論文発表が行われ，我々も遅れまいと，必死に追いかけていた．その後，時計遺伝子改変動物作製などから体内時計の分子機構が明らかになり，モデルの絵を描くことが可能となった．一方で，体内時計の詳細な機構が明らかになるにつれて，この研究を応用する研究が開始されてきた．まずは，疾病や治療に役立てるべく，時間治療や時間薬理の研究分野が立ち上がった．すなわち，疾病治療の最適化を時間軸で行うもので，運動療法が良いといっても朝の時間帯は虚血性心疾患に注意する必要がある．また，花粉症などのアレルギー性鼻炎は，早朝に症状が悪化するので，夜寝る前の投薬が勧められている．ただし，がんに対する抗がん薬治療で時間薬理がいくら良いといっても，夜間の投与になると，それを支えるスタッフをどうするかといった現実的な問題に当たる．体内時計の研究はこのような疾病治療に応用するのみならず，一般の人の健康科学や予防医学に関わりが深い時間栄養学や時間運動学までに応用されはじめ，初めて広く社会貢献ができるようになる．

　ところで，4年ほど前に「時間栄養科学研究会」（https://www.chrono-nutrition.jp/）を立ち上げた．食や運動のタイミングの科学で，ヒトの健康増進に寄与することの研究・実践を目指す人の集まりである．研究会の参加者は，大学・研究所，食品・飲料等の会社関係，管理栄養士の方々が，同等になっている．興味がおありの方はぜひ参加してください．

　著者が体内時計を研究対象にしてから35年ほど経過するが，当初は視交叉上核の脳での役割解明が終われば，研究は終わりになるに違いないと思っ

ていた．時計遺伝子が発見され，24時間社会とともに生体における時間秩序の重要性が分かるにつれ，社会と接点を持った体内時計の研究の重要性に気づき始めた．最近はスマホを利用した健康管理のアプリの開発が盛んにおこなわれているが，朝型，夜型など体内時計の働きには個人差があるので，これらのファクターも組み込んだ，究極の個人レベルでの健康・効率を重視した時間軸の管理が行われるに違いない．読者の皆様が本書を通して，少しでも体内時計に興味を持たれ，疑問の解消，知識の深化に役立つこと希望するとともに，自分の健康に役立つ行動に移すことができれば幸いである．

2017年10月
柴田重信

2017年12月1日　第1版第1刷発行
2020年 7月10日　　　第2刷発行

Q&Aですらすらわかる 体内時計健康法
時間栄養学・時間運動学・時間睡眠学から解く健康

定価（本体2,400円＋税）　　　　　　　　　　　　　　検印省略

　　　著　者　　田原　優・柴田重信
　　　発行者　　太田　康平
　　　発行所　　株式会社　杏林書院
　　　　　　　〒113-0034　東京都文京区湯島4-2-1
　　　　　　　Tel　03-3811-4887（代）
　　　　　　　Fax　03-3811-9148
© Y. Tahara and S. Shibata　　　http://www.kyorin-shoin.co.jp

ISBN 978-4-7644-1183-8　C3047　　　三報社印刷／川島製本所
Printed in Japan
乱丁・落丁の場合はお取り替えいたします．

・本書の複製権・翻訳権・上映権・譲渡権・公衆送信権（送信可能化権を含む）
　は株式会社杏林書院が保有します．
・JCOPY ＜（一社）出版者著作権管理機構 委託出版物＞
　　本書の無断複製は著作権法上での例外を除き禁じられています．複製される場合
　は，そのつど事前に，（一社）出版者著作権管理機構（電話 03-5244-5088，FAX
　03-5244-5089，e-mail：info@jcopy.or.jp）の許諾を得てください．